認知症
予防学の
第一人者が
教える

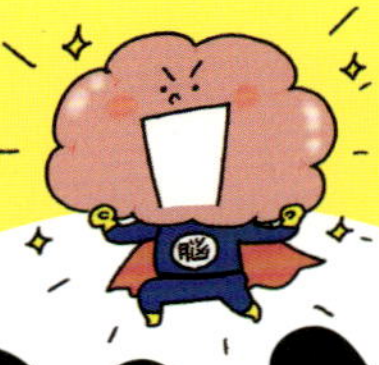

1日10分から
始めよう！

日本認知症予防学会
代表理事
浦上克哉 監修

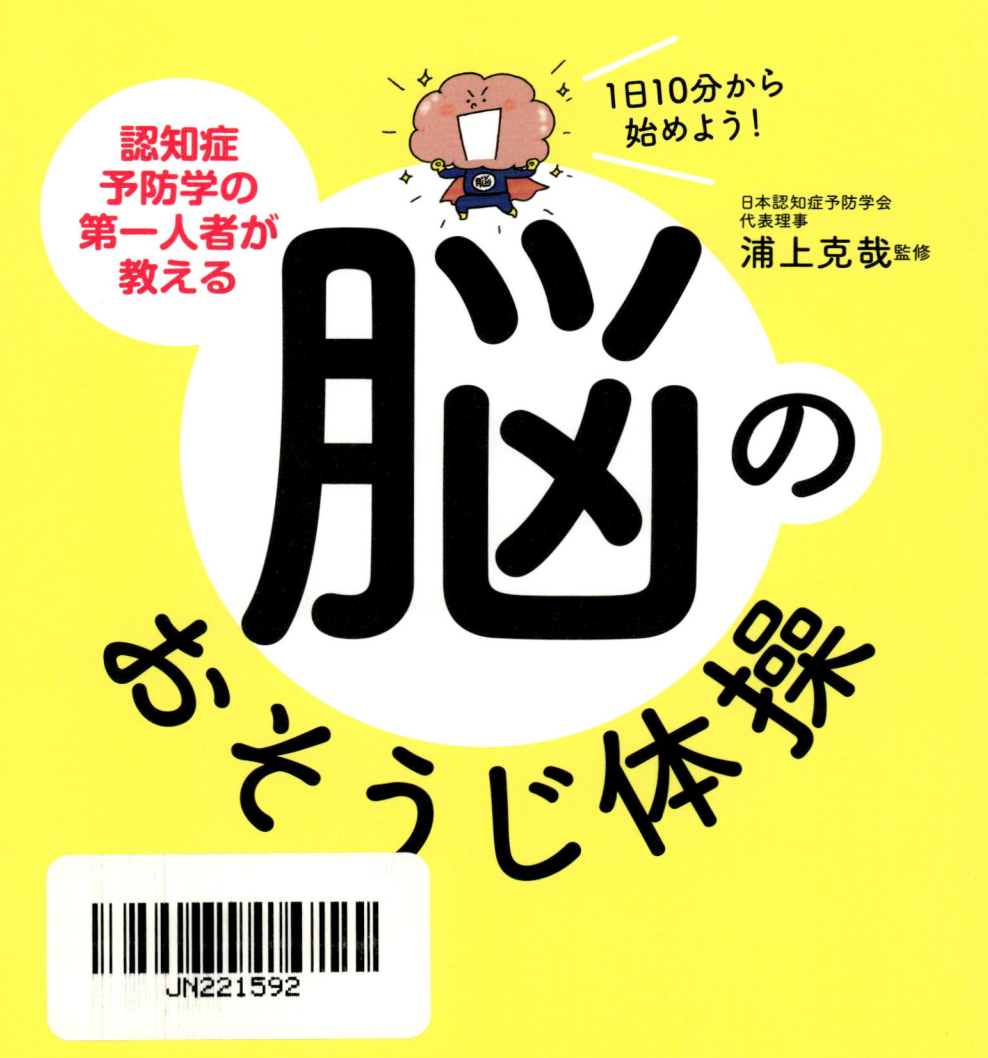

脳のおそうじ体操

中央公論新社

予防学の超キホン 1

正しい予防で認知症になる人を45%減らせる

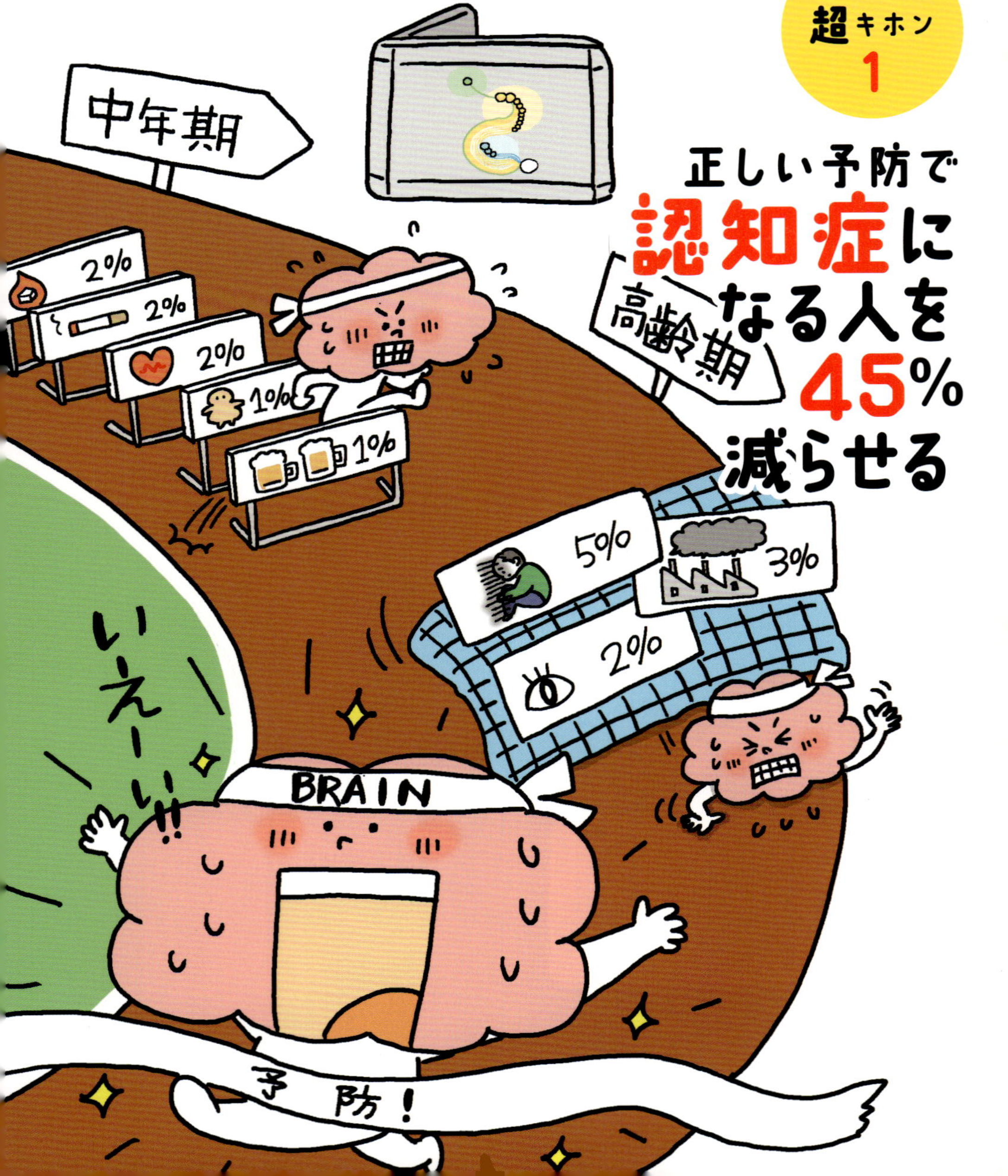

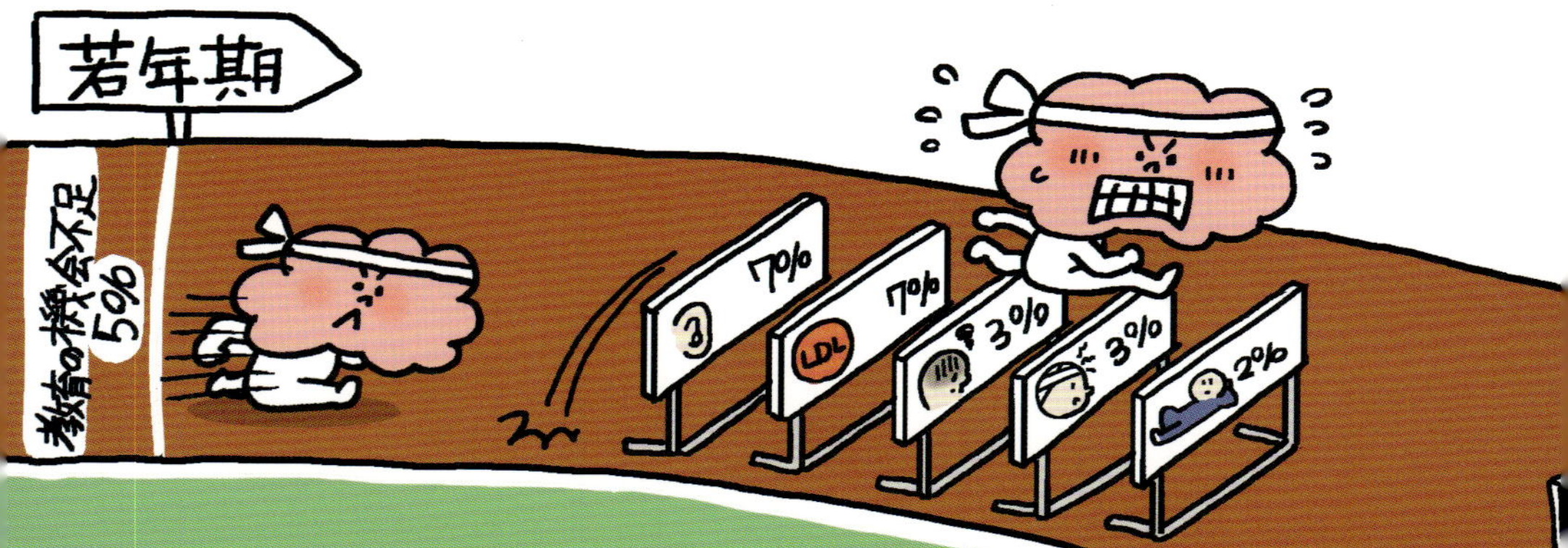

認知症が予防できることをご存じでしょうか。

日本では「年をとれば誰でもなる」と考える人がいまだに多いのですが、世界有数の最新研究では認知症を引き起こす要因がすでに特定されていて、これらを乗り越えることで最大45％の予防効果を得られることがあきらかになっています。

「老化はリスク。薬に頼るしかない」「早期発見は早期絶望」「親が認知症だから自分もなるしかない」などと悲観してあきらめる必要はまったくありません。科学的で正しいアプローチのもと、今からでもリスク因子を管理すれば、死ぬまで元気な脳を維持できる時代が来ているのです。

14のリスク因子：世界5大医学雑誌のひとつ「The Lancet（ランセット）」の専門家委員会が2024年に発表。認知症のリスク因子は若年期、中年期、高齢期で異なり、すべてに対応すると45％の予防効果を得られるとしている。（→ P34）

※ Livingston G et al. Dementia prevention, intervention, and care: 2024 report of the Lancet standing Commission. Lancet. ;404(10452): 572-628, 2024を参考に作成。

予防学の超キホン 2

「MCI」で手を打てば認知症にならない

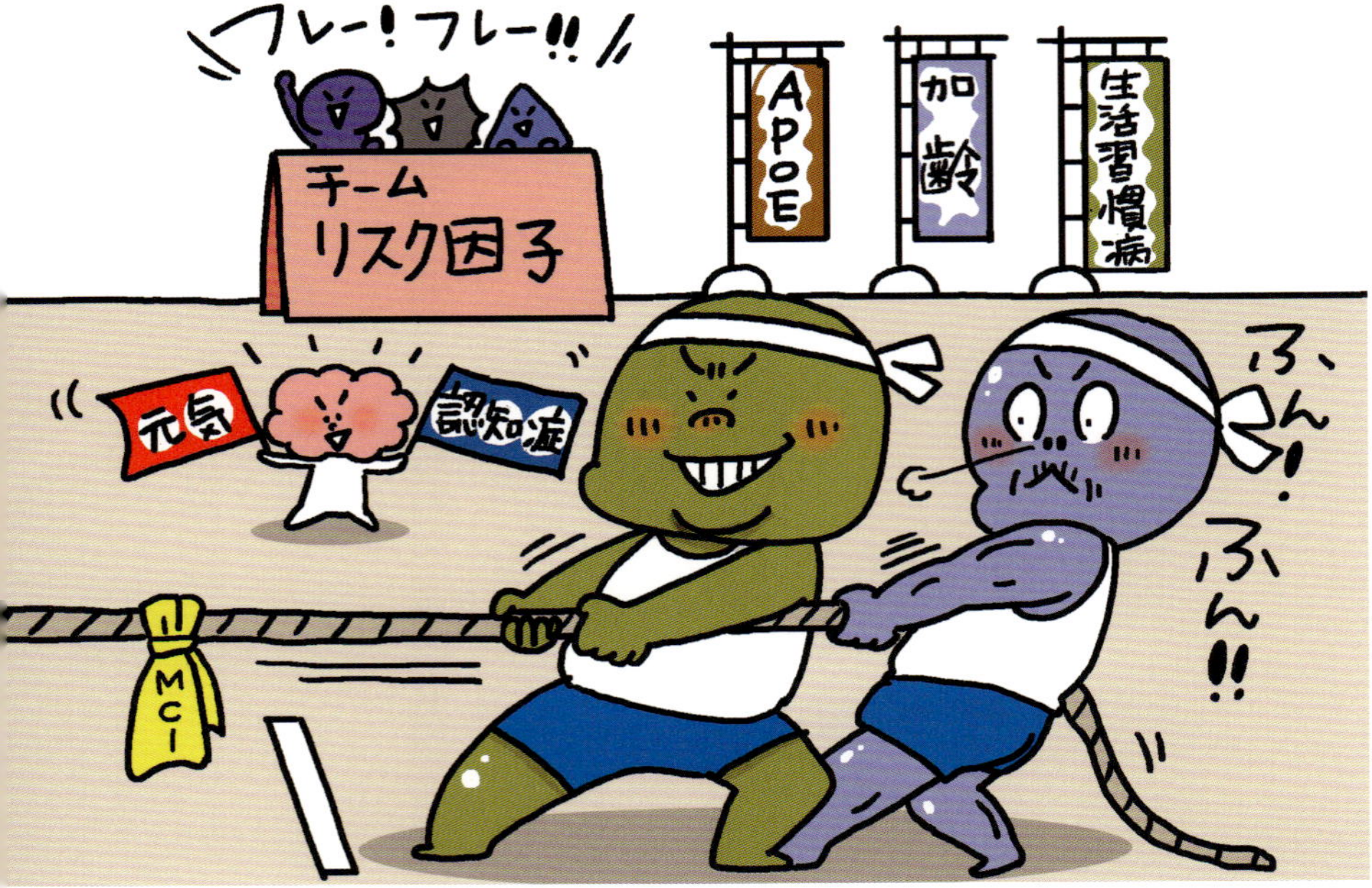

認知症は一度発症すると治療が難しいため、早期の対策がカギを握ります。**ここでキーワードになるのが「MCI（軽《けい》度《ど》認《にん》知《ち》障害《しょうがい》）」**です。これは認知機能の低下がみられるものの、まだ認知症にはなっていない段階のこと。MCIから認知症に移行する割合は、1年間で5〜15%といわれ、生活習慣病や運動不足などリスク因子の多い人ほど認知症に進み

MCI：Mild Cognitive Impairmentの略。軽度認知障害。認知機能は低下しているが、日常生活に大きな支障はない段階。認知症に進むことも、回復することもある。（→ P30）

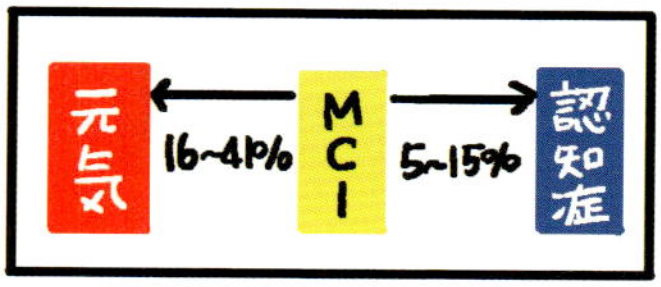

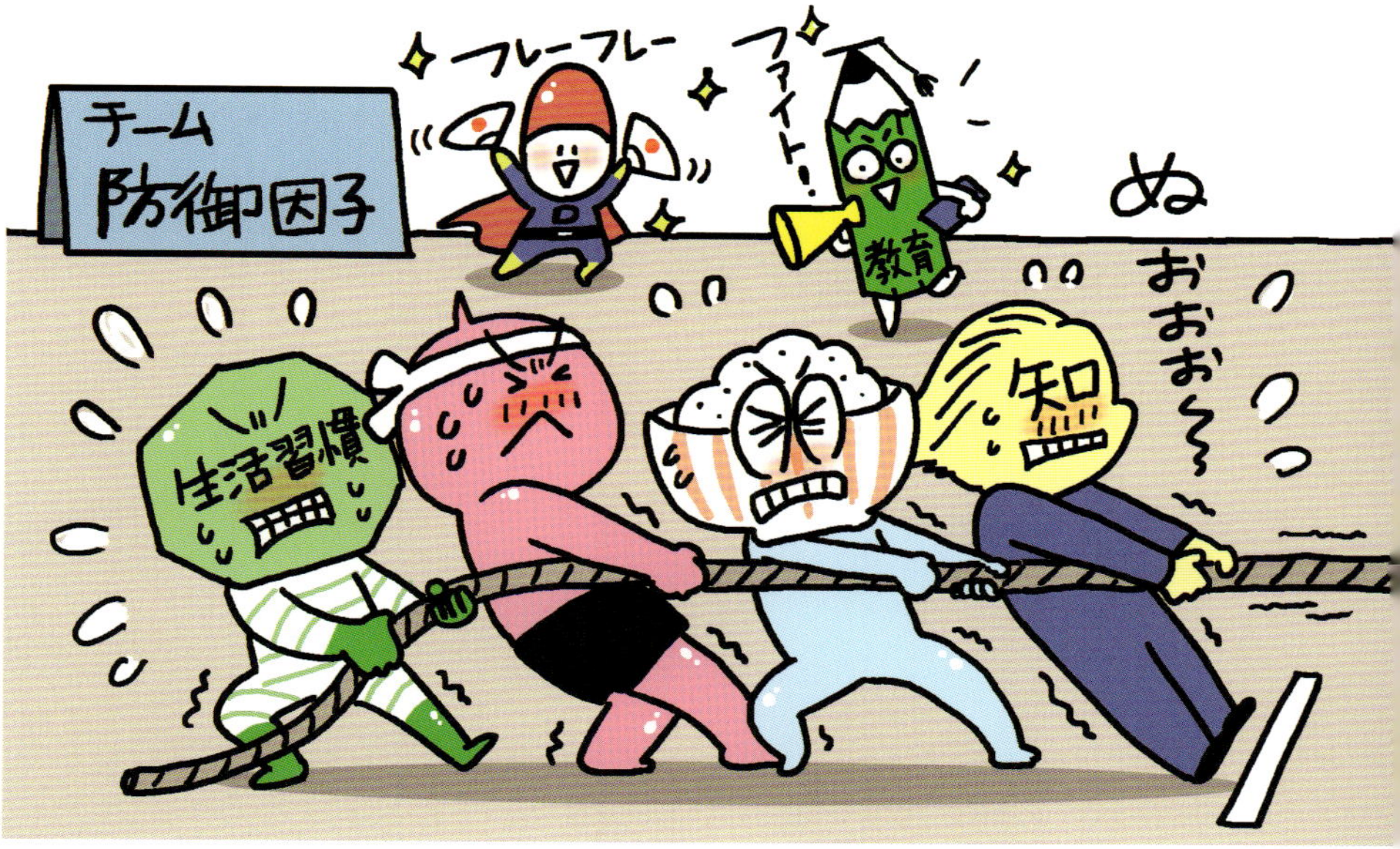

やすくなります。

一方、**MCIから健康な状態に回復することも可能で、その割合は1年間で約16〜41%**といわれます。その方法はリスク因子とは反対の防御因子を増やすことで、適度な運動、睡眠、バランスの良い食事など生活習慣の改善は欠かせません。認知症予防をかけたリスク因子と防御因子の「綱引き」。この勝負に負けないことが大切なのです。

※ Mitchell AJ et al. Rate of progression of mild cognitive impairment to dementia--meta-analysis of 41 robust inception cohort studies. Acta Psychiatr Scand. ;119(4): 252-65, 2009／Roberts R et al. Classification and epidemiology of MCI. Clin Geriatr Med. ;29(4):753-72, 2013を参考に作成。

入」とは？

FINGER研究：2015年にフィンランドで発表された大規模マルチドメイン介入のエビデンス。世界の認知症予防研究に大きなインパクトを与えた。（→ P66）

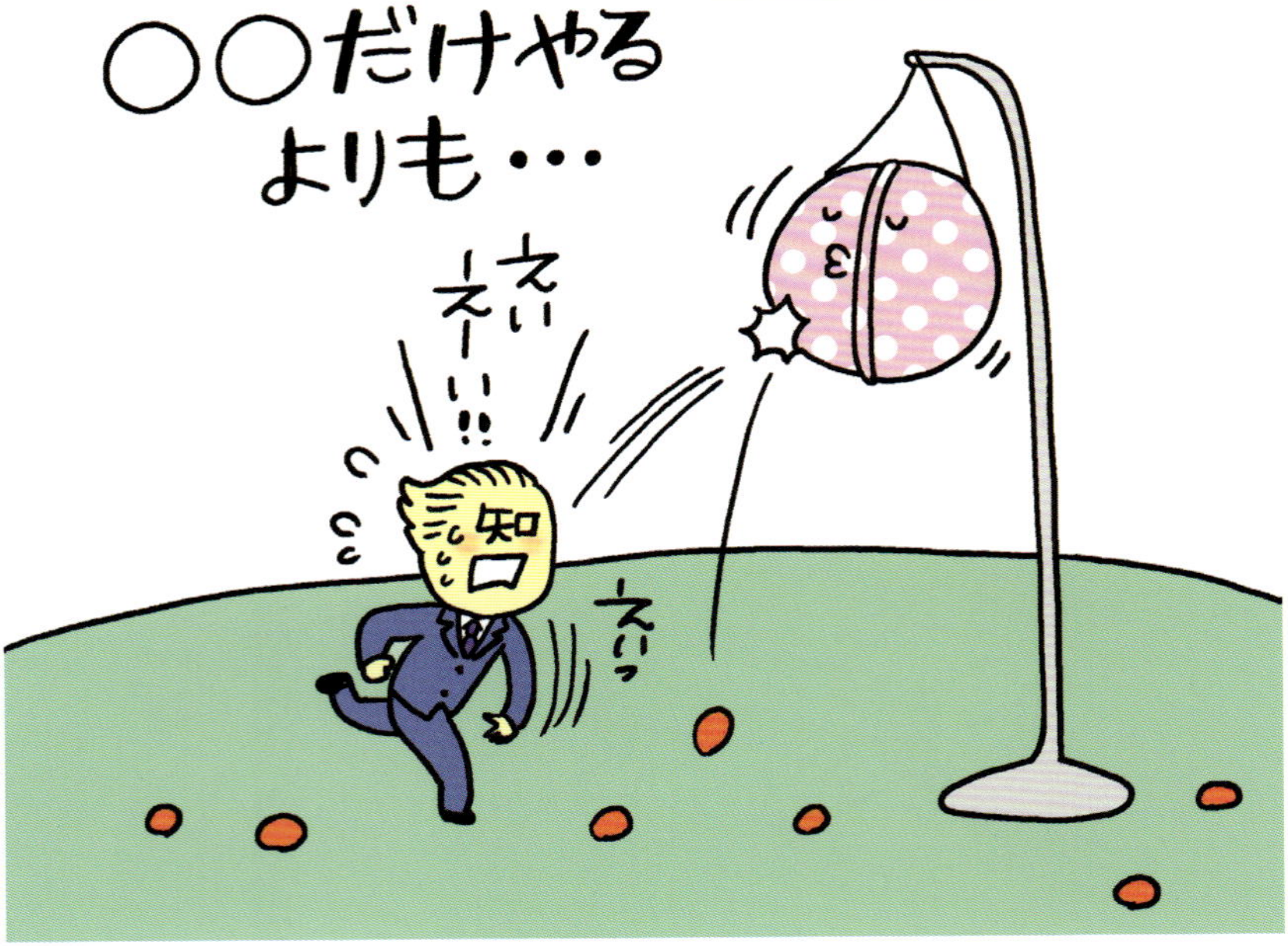

○○だけやるよりも…
えい
えーい!!
知
えいっ

認知症予防に「運動がいい」という話はよく聞きます。これに加えて、最近は**運動に複数の防御因子を組み合わせる「マルチドメイン（多因子《たいんし》）介入」の有効性**が、世界中の研究であきらかになってきました。この研究ではフィンランドの「FINGER《フィンガー》研究」が特に有名ですが、近年は日本の介入研究でも認知機能の低下を抑制できる可能性が示さ

予防学の超キホン 3

期待度◎研究「マルチドメイン介

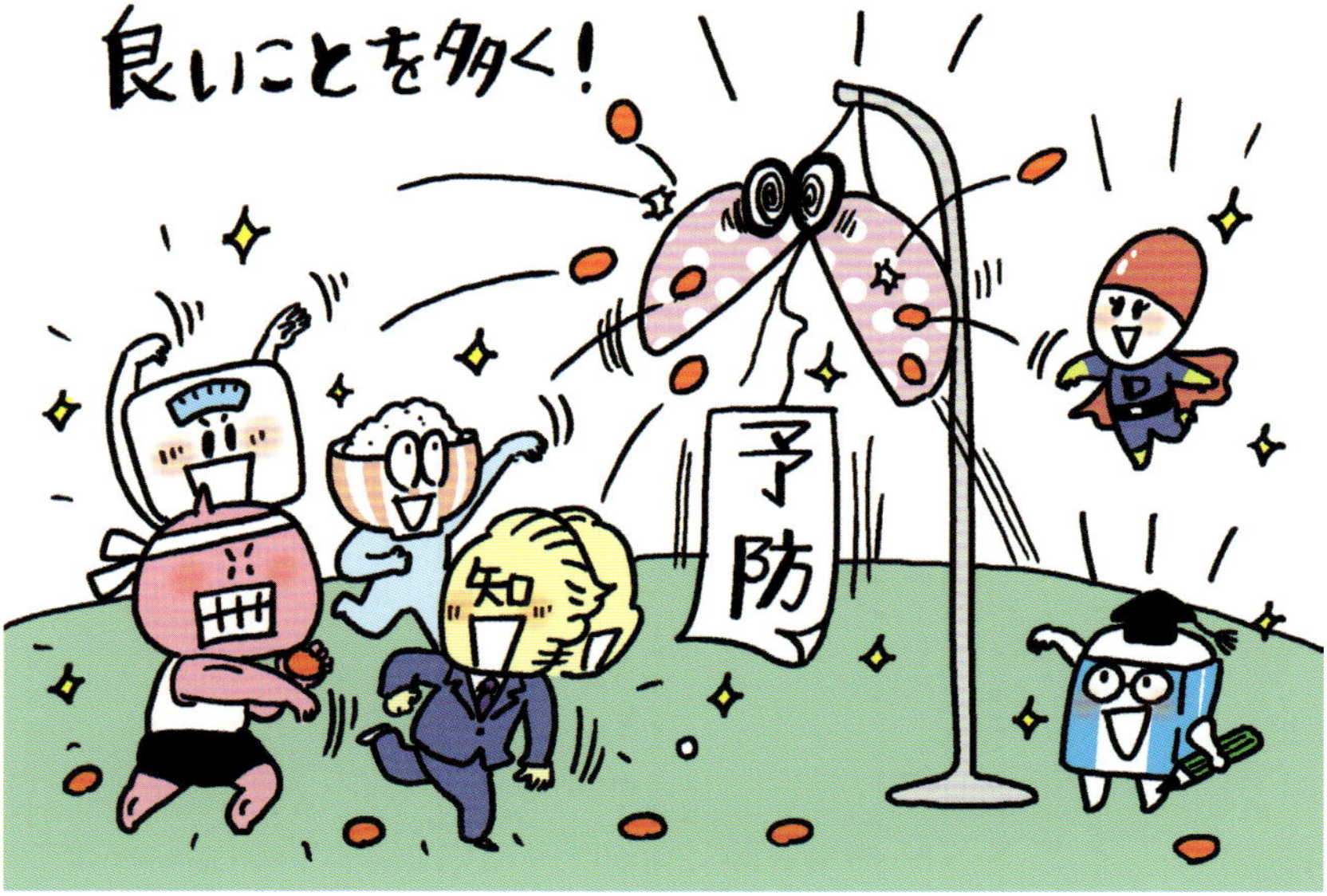

れています。

昨今の認知症予防に関する情報は玉石混交で「○○だけやればいい」などのアヤシイ話も少なくありません。しかし、どんなものであろうと「○○だけ」で認知症を予防するのは困難といえるでしょう。**科学的でもっとも根拠の強い予防法は「防御因子になることをひとつでも多くやる」**。この大前提は知っておいて損はありません。

予防プログラム」がすごい

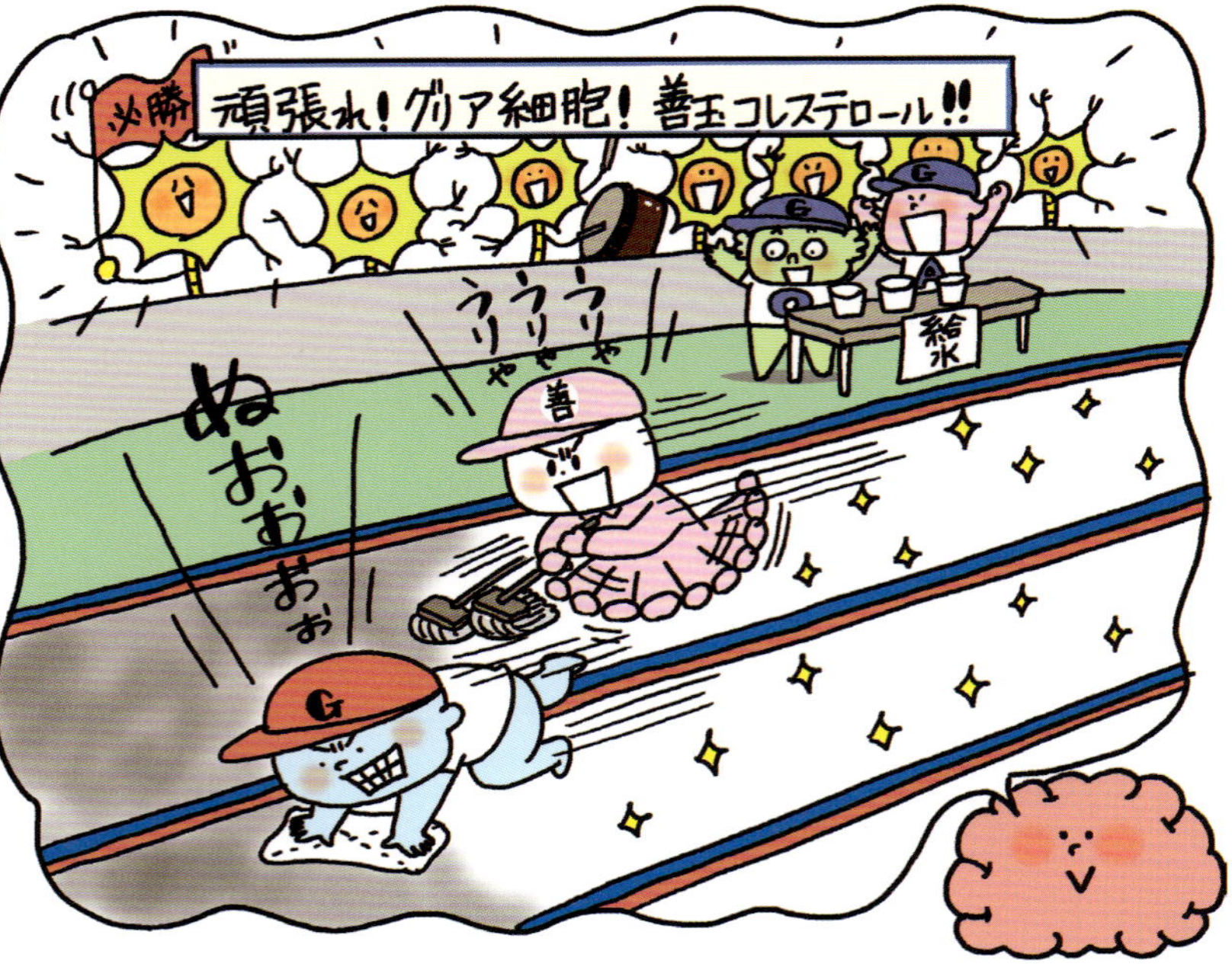

マルチドメイン介入になぜ効果が認められるのか。それは「脳のおそうじ」が進むからではないでしょうか。防御因子の働きが脳の神経細胞に栄養をしっかり与え、免疫を担う細胞が病気の原因となる物質を取り除くプロセス。これが活性化していると考えられるのです。

　本書で紹介する**「とっとり方式認知症予防プログラム」**は、このマルチド

予防学の超キホン4

全国初！
「とっとり方式認知症

介入結果

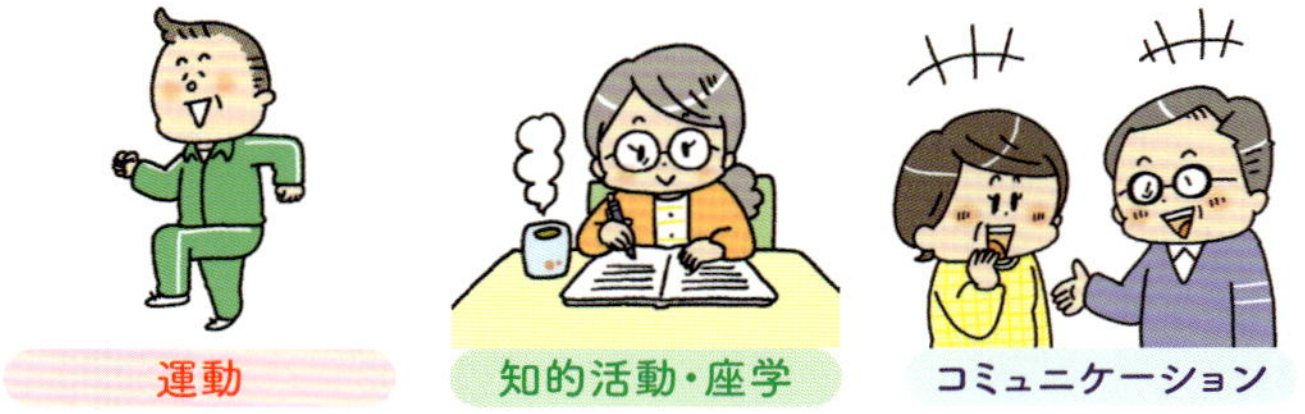

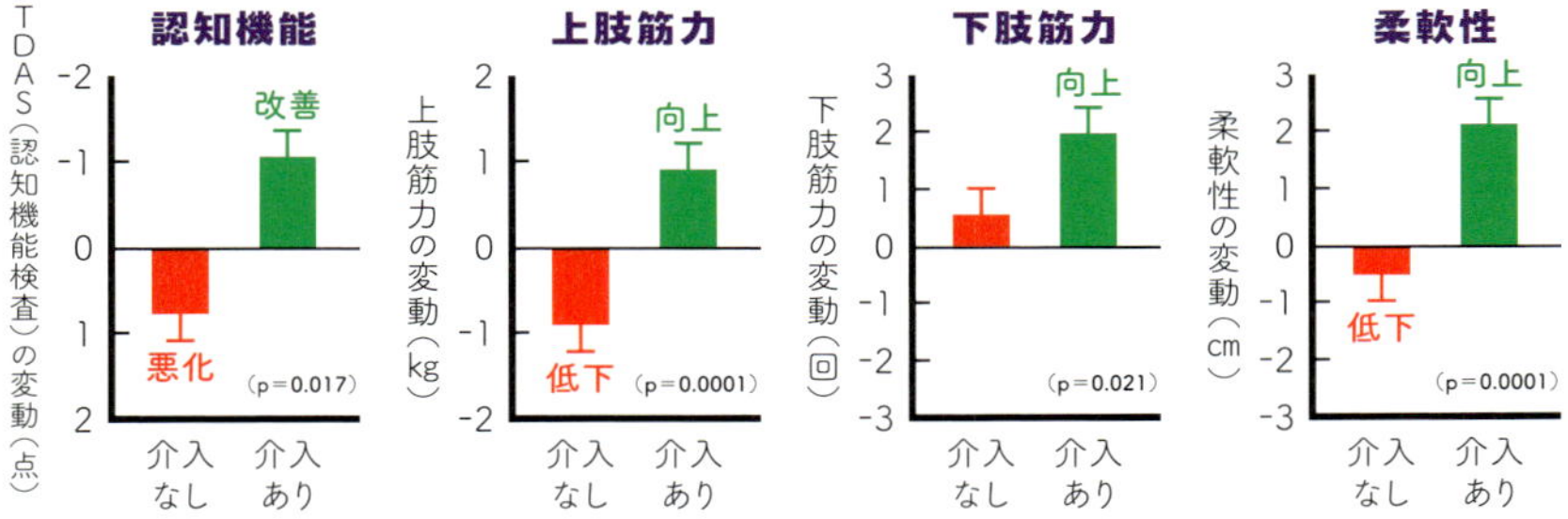

65歳以上のグループに「とっとり方式」を24週間実施。介入期間と介入しなかった期間とで比較・分析したところ、介入期間の方で認知機能の改善と身体機能の向上が認められた。

※ Kouzuki M et al. A program of exercise, brain training, and lecture to prevent cognitive decline. Ann Clin Transl Neurol. ;7(3): 318-328, 2020を参考に作成。

メイン介入から生まれた脳のおそうじメソッド。運動、知的活動、コミュニケーション、座学を組み合わせた手法で２０１８年に日本で初めてその科学的効果を証明しました。現在は、全国の自治体で導入の動きが拡散、体験者から「楽しかった」「もっと続けたい」という声が多数寄せられています。認知機能に少しでも不安があるなら、今が予防の始めどきです。

はじめに

科学的に正しくて、楽しい予防法で脳の寿命はぐんぐん延びる！

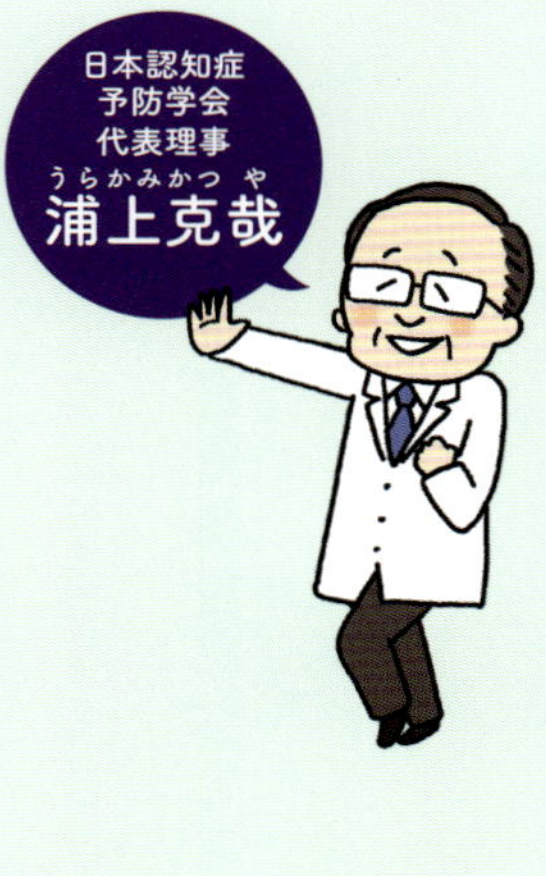

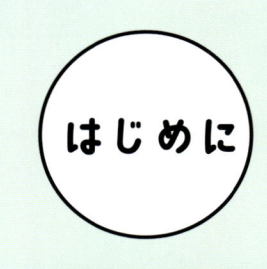

ここ数年、認知症に対する関心が非常に高まっています。それは、認知症が「年をとれば誰でもなる」から「予防できればかからない」「先延ばしにできるかもしれない」と期待をもてる病気だとわかってきたからではないでしょうか。

「とっとり方式認知症予防プログラム」は、鳥取県独自の認知症予防プログラムとして２０１６年に開発されました。鳥取県の伯《ほう》耆《き》町《ちょう》を対象地域として、参加者に運動、知的活動、コミュニケーション、座学を柱とした介入を２年間行った結果、認知機能と身体機能が向上する効果が全国で初めて示された科学的根拠のあるものです。

この当時、「とっとり方式」が対象にしていたのがＭＣＩの人たちでした。ＭＣＩは「軽度認知障害」といい、認知機能に低下がみられるものの認知症とは診断されていない段階をいいます。２０２５年時点で国内に５６４万人いると推定され、２０４０年にはその数が６１０万人を超えるといわれています。

大事なことなので繰り返しますが、ＭＣＩは認知症ではありません。そしてＭＣＩから認知症に進む要因は「老化」よりも「病気」です。たとえば、認知症の原因疾患で有名なアルツハイマー病は、脳内にアミロイドβというたんぱく質が異常に蓄積することで発症します。病気である以上、適切に対処すれば食い止めることもできるはずで、実際にＭＣＩ段階で正しい対処をすれば、高い確率で元気な脳に回復することがわかっているのです。

まずは14ページのチェックリストを参考に、ご自身がＭＣＩ、またはＭＣＩ予備軍になっていないかを確認してみてください。

チェックのついた人は本書の予防法が間違いなく役立ちます。チェックのなかった元気な人も予防に取り組むのに越したことはありません。先ほど述べたアルツハイマー病には、15~20年という「脳のごみの蓄積期間」があります。「自分は若いから大丈夫」「とりあえず親にやらせておけばいい」とあなどるのは禁物で、本書を参考に少しでもリスク因子を減らす生活を心がけてみてください。

また、認知症の診断を受けている方にとっても役立つ部分があるでしょう。本書で解説する認知症予防学の「予防」とは、病気の進行を遅らせることも含みます。認知症になってしまったからとあきらめる必要はありません。ただし、医師の治療を優先してください。過度なストレスは逆に症状を悪化させる恐れがあります。できる範囲で挑戦しましょう。

本書を通じて、認知症予防を楽しく実践し、健康な脳の寿命を延ばす一助となれば幸いです。

本書はこんな“脳”におすすめです

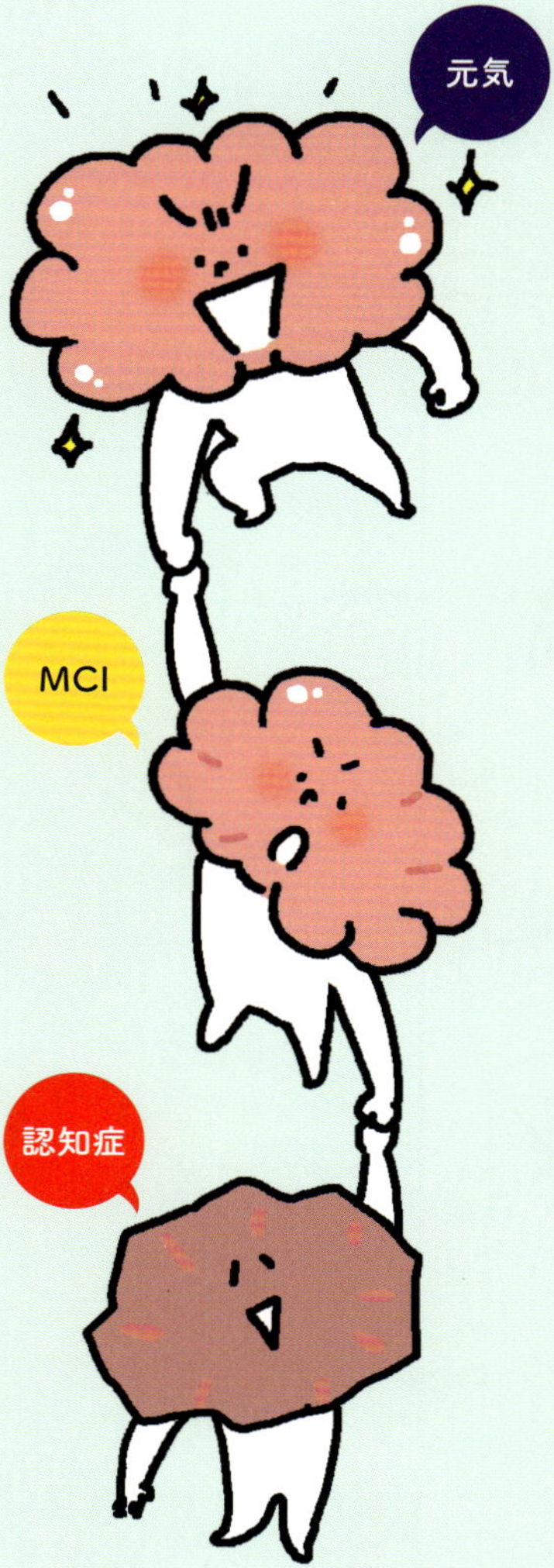

元気 おすすめ度★★★

ずっと元気でいるために

認知症予防の知識を身につけながら、適度な運動と生活習慣の改善（→第３章）でリスク因子を減らします。知的活動プログラム（→第２章）で８つのジャンルから自分の不得意な能力を把握して優先的にトレーニングしてもいいでしょう。

MCI おすすめ度★★★★★

回復のチャンス。ぜったい読んで！

運動プログラム（→第２章）を１日10分からでも始めます。慣れてきたら知的活動プログラム（→第２章）で８つのジャンルを毎日２種類ずつ４日間でトレーニングするなど、まんべんなく鍛えます。生活習慣の改善（→第３章）も実践します。

認知症 おすすめ度★

できる範囲でOK

医師と相談しながら、運動プログラム（→第２章）は、椅子に座って、あるいはつかまってできるものを行いましょう。知的活動プログラム（→第２章）は、８つのジャンルのうち楽しくできるものをご家族と一緒にやってみましょう。

あなたはMCI？ 次のページでチェックしてみましょう。

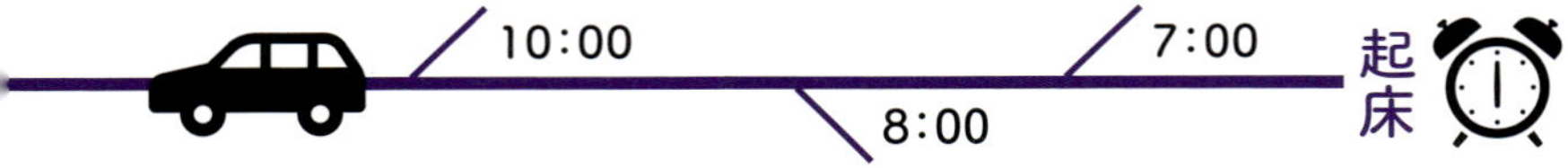
起床
7:00
8:00
10:00

朝食

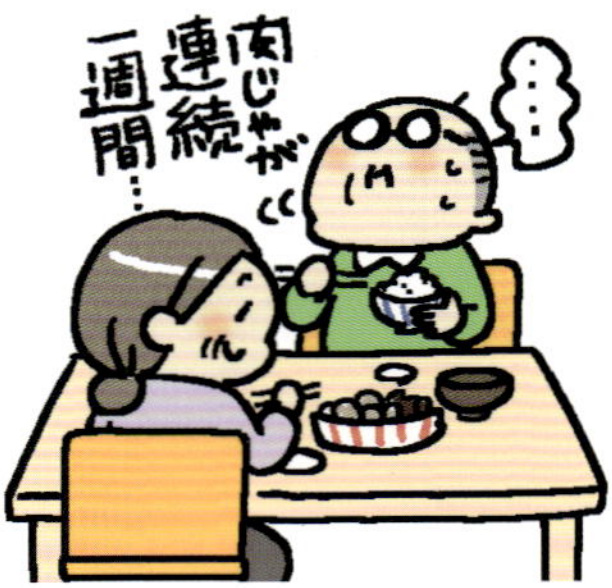

料理で同じ献立が続くようになった。味付けも変わってきた。

洗濯

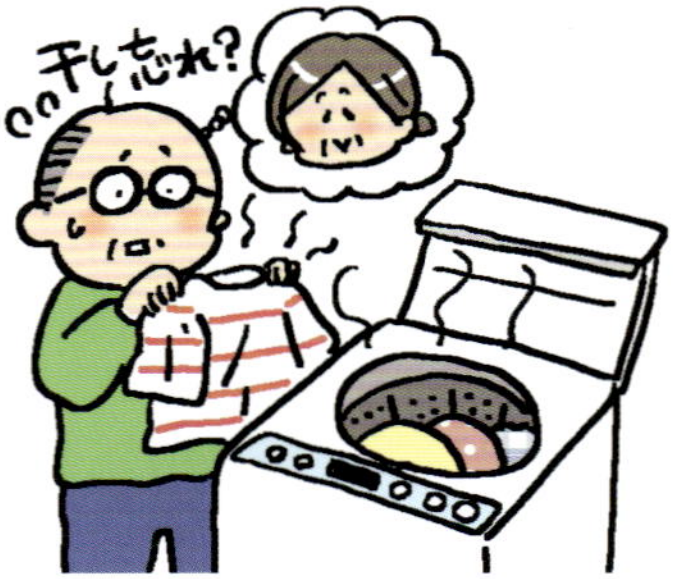

洗濯のあとで乾かすのを忘れたままにすることが増えた。

外出

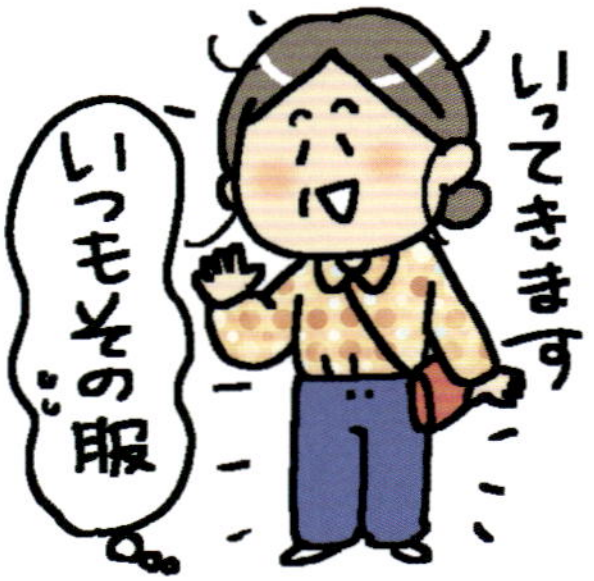

着替えるときに服の流行や季節感を考えるのが面倒になってきた。

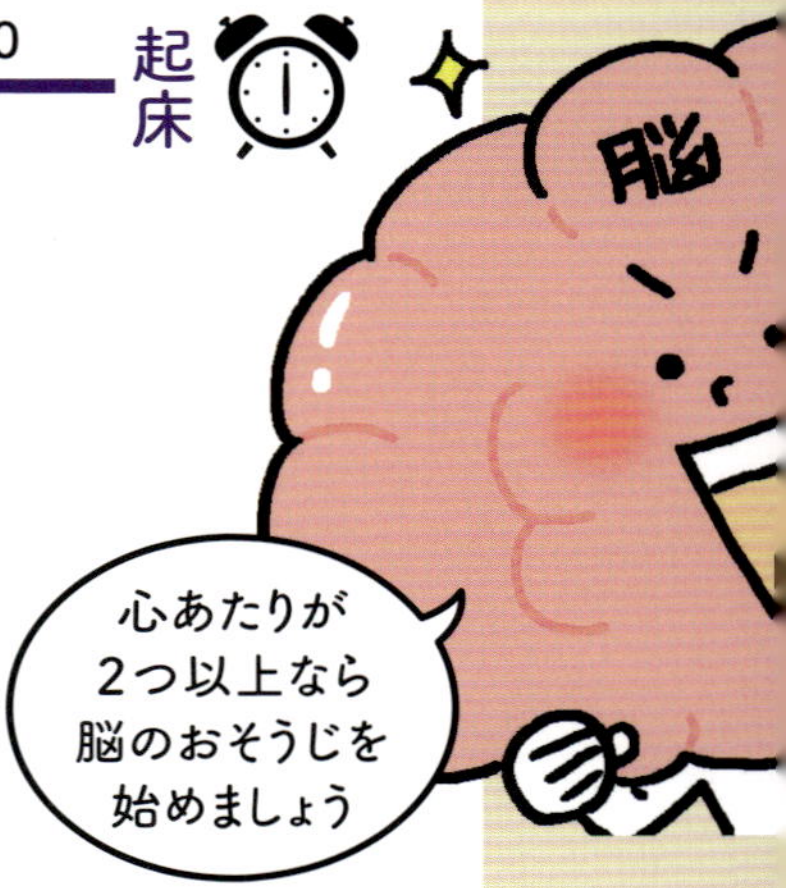
脳
心あたりが
2つ以上なら
脳のおそうじを
始めましょう

午前はこんな症状も

特に直近のエピソードを忘れやすく「どこに物を置いたか忘れる」。また「出不精になる」など行動力の低下も目立つように。

寝る前

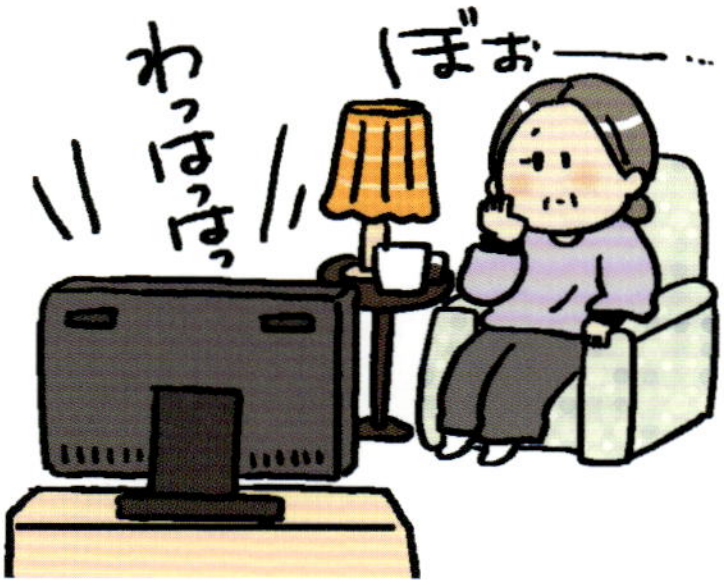

興味や喜びを感じる機会が減った。

仕事・交流

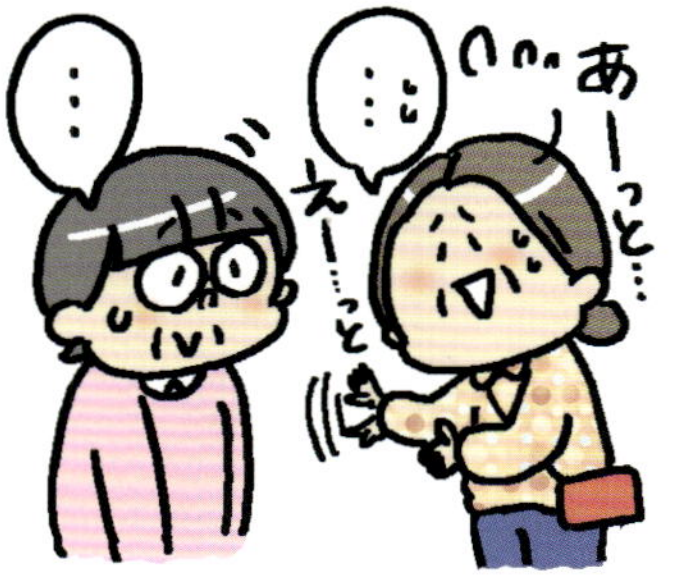

何を話そうとしていたのか忘れる。

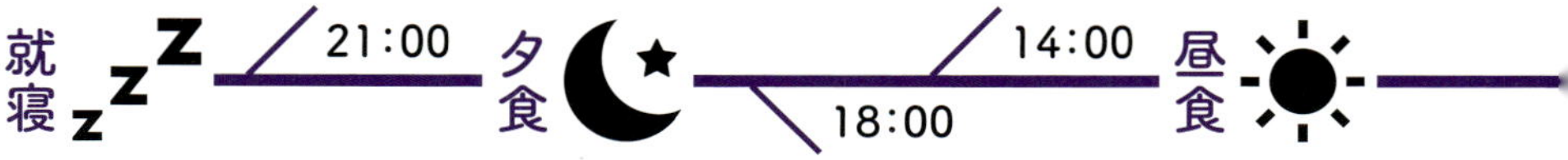

買い出し

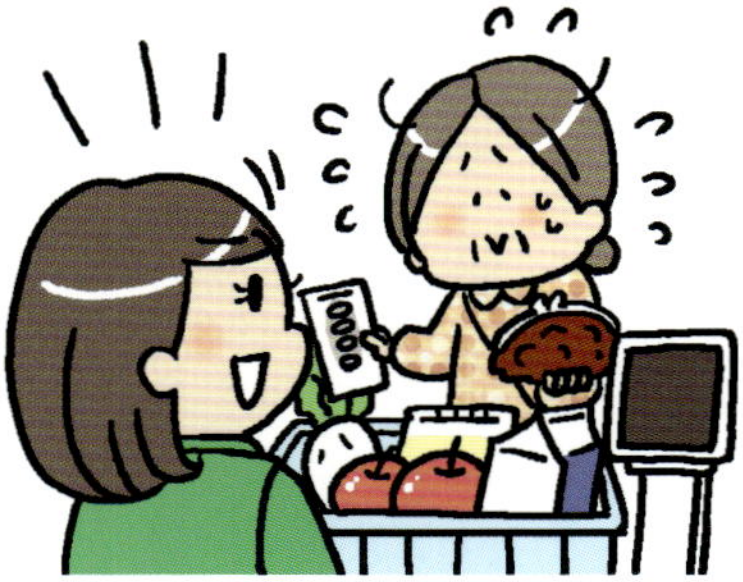

会計のときに小銭を数えるのが大変でお札で済ませてしまう。

判断のポイントは「前は違ったのに」

おしゃれに興味のない人が服装に気を遣わなくても、それが普段と同じなら問題はありません。「前はそうじゃなかったのに、最近は毎日同じ服を着ても気にならない、化粧をしない」など、以前と比べて変になってきていることをチェックします。

午後はこんな症状も

会話中に具体的な単語が出てこなくて「あれ」「それ」を連発。「車をぶつける」「駐車場で自分の車を見つけられない」なども。

もくじ

STAFF

企画・編集　瀧本茂浩（KWC）
取材・執筆協力　宇山公子（医療ライター・日本医学ジャーナリスト協会会員）
イラスト　なとみみわ、川本まる
運動プログラム協力　加藤敏明（鳥取県介護予防アドバイザー・医学博士）
知的活動プログラム協力　杉本幸生
カバーデザイン　渡邊民人（タイプフェイス）
本文デザイン　谷関笑子（タイプフェイス）
DTP　タイプフェイス
撮影　蔦野裕
モデル　土屋ひかる（ニュートラルマネジメント）
スタイリング　保坂南帆、浅井梨沙（アッドミックスピー・ジー）
ヘアメイク　宇津野里美（アッドミックスピー・ジー）
制作協力　鳥取県
衣装協力　BEABLOOM（ビーブルーム）
03-6450-5617

※本書の内容は認知症の予防と健康維持を目指すものであり、治療を目的とするものではありません。持病・既往症がある方、治療中の方は医師と必ず相談してください。

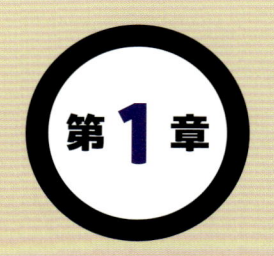

第1章

知っておきたい！ 脳の老化とおそうじのこと

Q 脳が老化する理由は？ 予防する方法は？

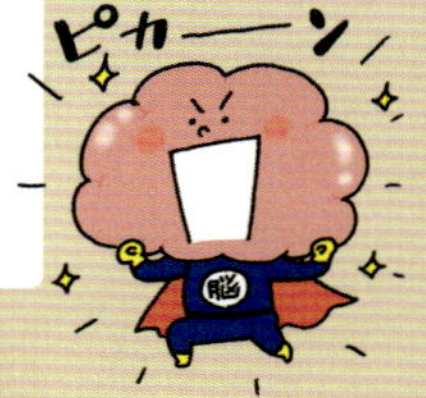

A サクッとお答えします

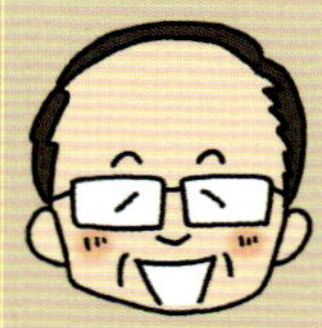

浦上先生

年をとって認知症になる人と、
ずっと元気なままで過ごしている人は何が違う？
脳細胞の仕組みをひもときながら
予防学の基本を Q&A で解説します。

質問
どうして脳は老化するの？

答え A
脳の「細胞」が少しずつ死ぬからです

脳の常識①
脳は毎日、少しずつ小さくなっている

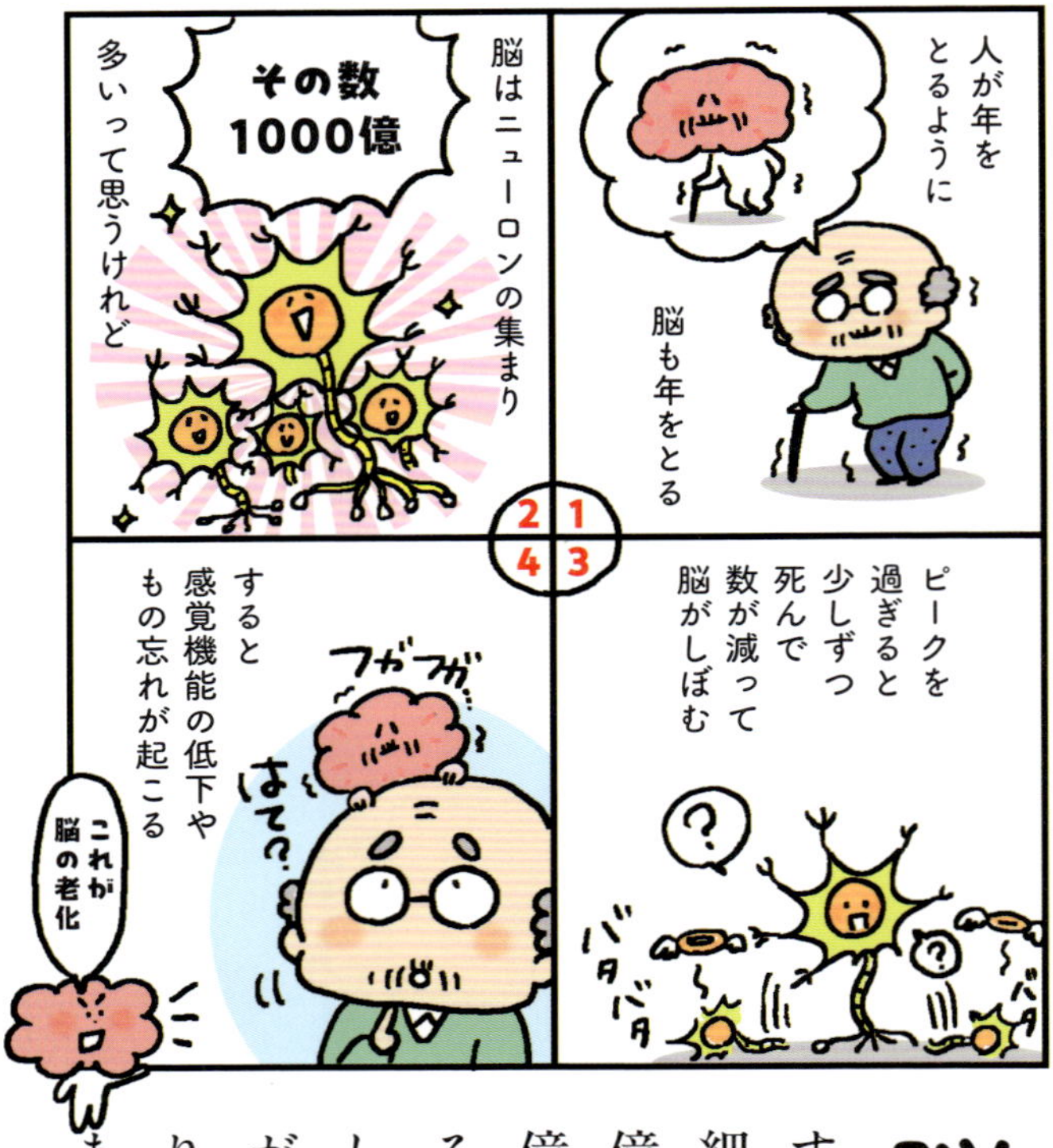

1
人が年をとるように
脳も年をとる
2
脳はニューロンの集まり
その数1000億
多いって思うけれど
3
ピークを過ぎると少しずつ死んで数が減って脳がしぼむ
?
バタバタ
バタ
4
すると感覚機能の低下やもの忘れが起こる
フガフガ…
はて？
これが脳の老化

脳の老化は、誰にでも起こる加齢現象です。脳のニューロン（神経細胞）は大脳だけで１００億以上、脳全体で１０００億以上ありますが、年をとると少しずつ細胞死を起こして萎縮していきます。やがて体の感覚機能が弱くなり、もの忘れが増えていきます。ここで大事なことは

脳細胞が死にやすくなる3つの理由

❶使わない
脳細胞は使わなければ自動的に死んでしまう。

❷損傷する
脳の血管が損傷して脳細胞自体も悪くなる。

❸ゴミが溜まる
毒性物質が徐々に蓄積して死に至らしめる。

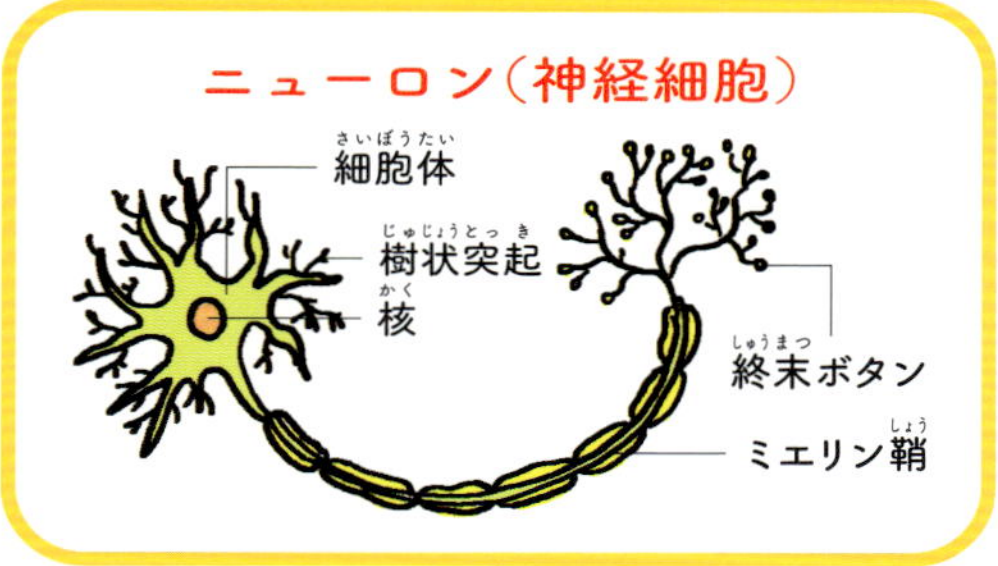

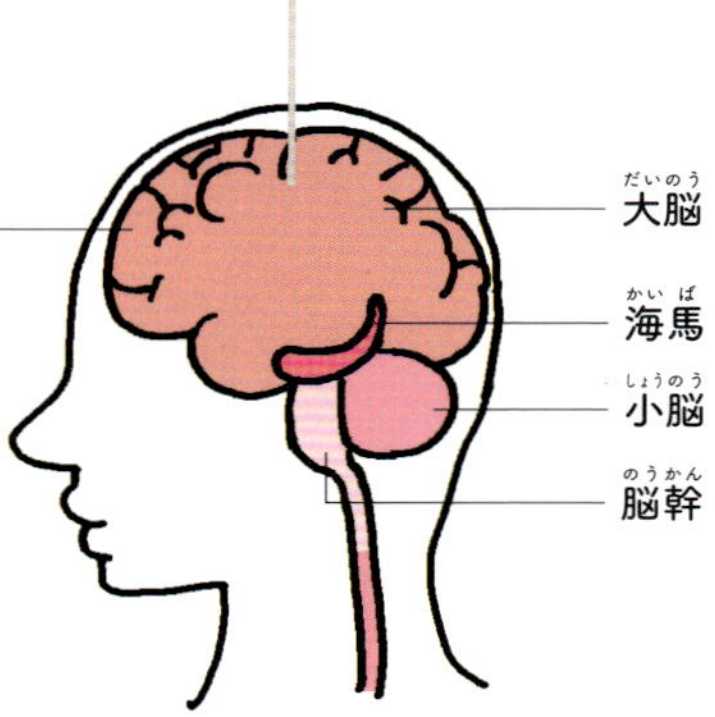

脳内はニューロンが凝縮していて、言語、記憶、思考を司る大脳、運動機能を司る小脳、生命維持を司る脳幹に分けられる。30代以降で萎縮（細胞死）が進み、大脳の海馬で萎縮が進むともの忘れが増えてくる。

「脳の老化＝即座に認知症ではない」ということ。上に示したニューロンの死滅を急速に進める原因があり、これらが脳の老化と病的に結びついたときに認知症を起こすのです。一度死んだニューロンはよみがえりませんし、近年の研究で新生することはわかっていますが、病気になった脳の萎縮スピードには追いつけません。現代医学で認知症は治療困難だからこそ、早期予防が大切なのです。

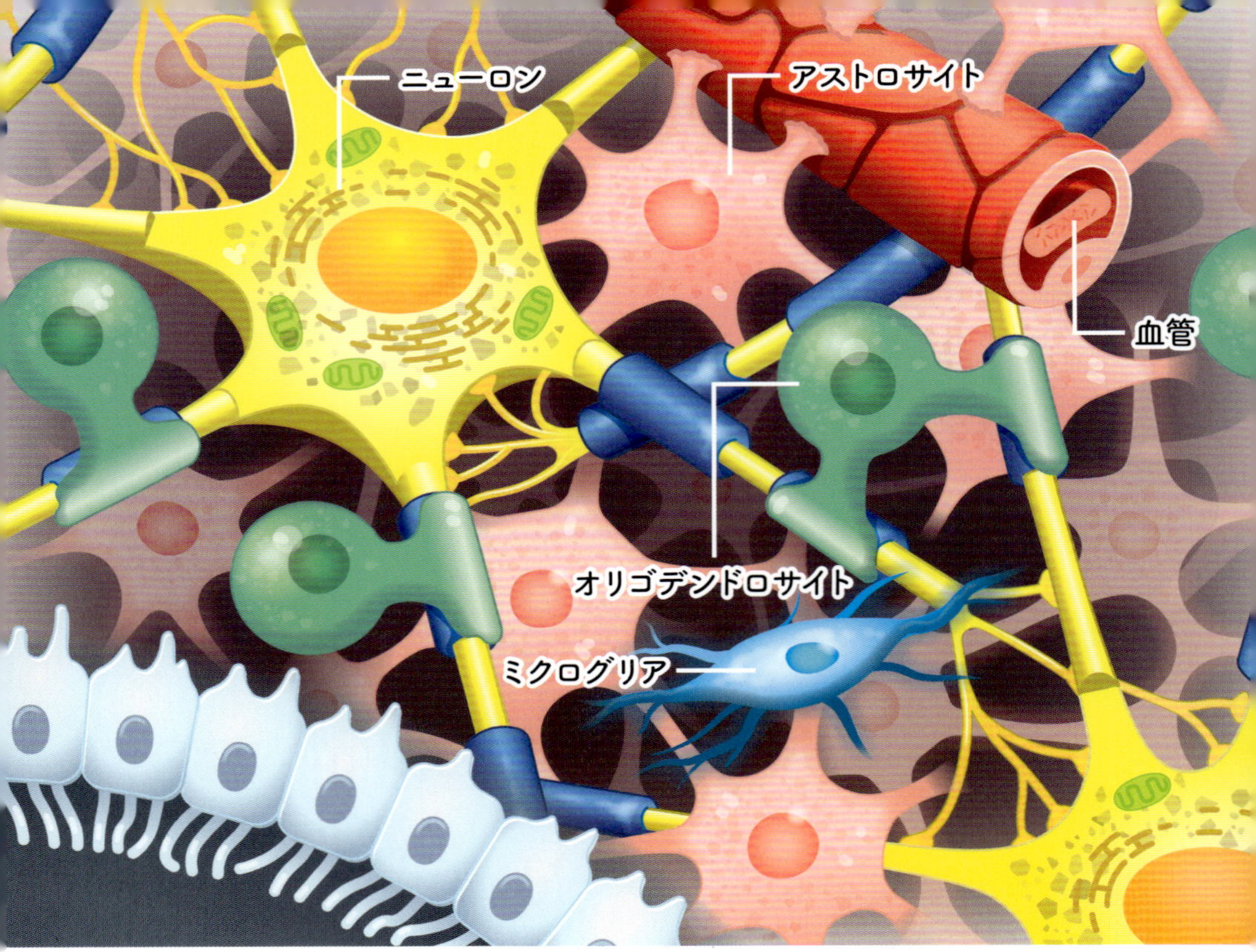

もう少し細かく見ると、**脳はニューロンとグリア細胞で構成されています。**脳が働くとき、ニューロンは樹状突《じゅじょうとつ》起《き》から終末《しゅうまつ》ボタンへ電気的な信号を送り、それを別のニューロンが自身の樹状突起で受け止めます。終末ボタンと樹状突起の接続部には小さなすき間があり、ここで神経伝達物質をやりとりして巨大な神経ネットワークを形成しています。

ニューロン

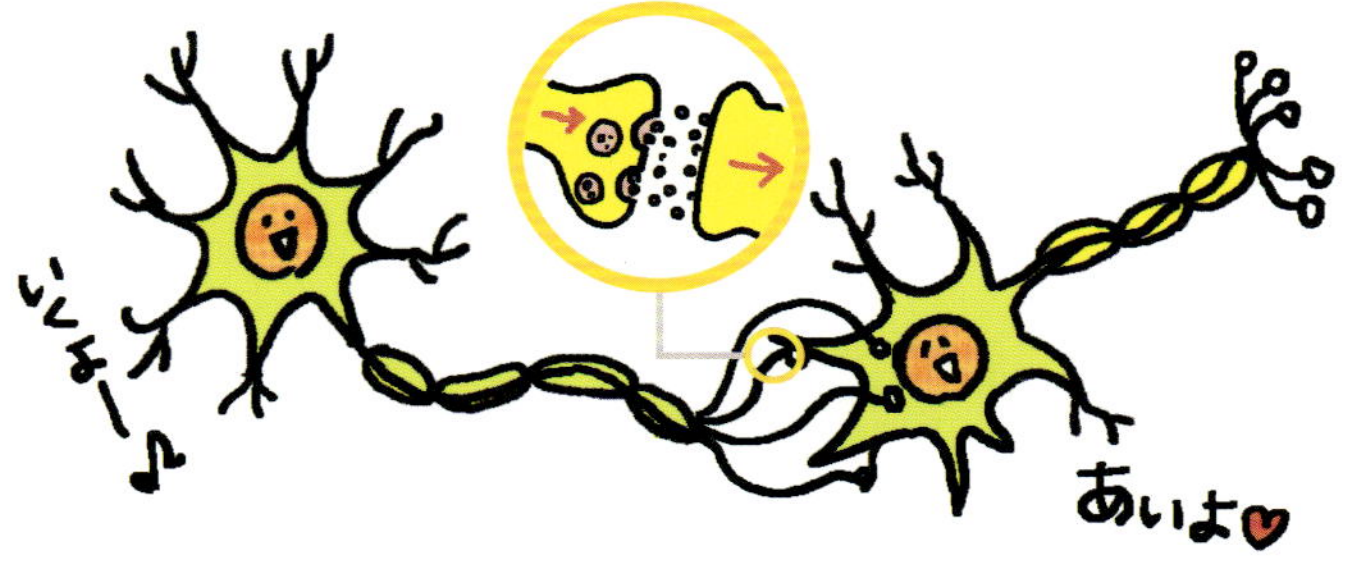

ニューロン同士の接続部には小さなすき間（シナプス間隙）があり、ここで放出される神経伝達物質を使って情報伝達を行う。

グリア細胞

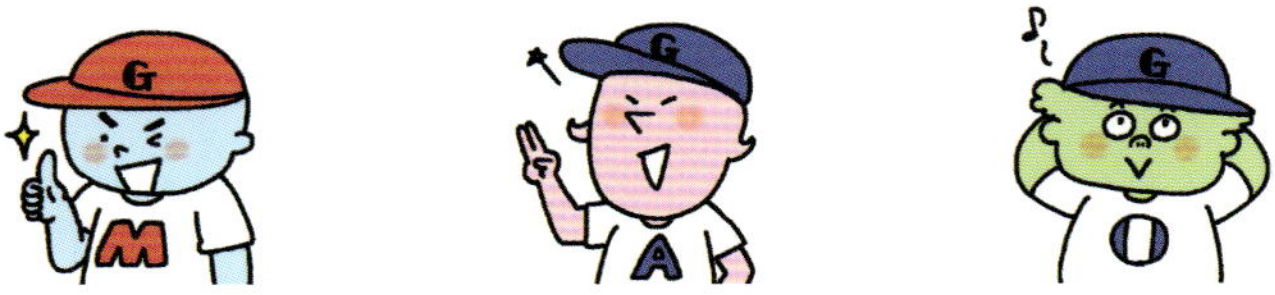

ミクログリア
脳内の異物や死んだ細胞を除去するおそうじ係。

アストロサイト
血管からニューロンに栄養を送る配達係で門番。

オリゴデンドロサイト
電気信号を速やかに伝えるミエリン鞘をつくる。

一方、グリア細胞はこうしたニューロンの活動を補助します。脳内の異物を除去するミクログリア、血管の栄養を送るアストロサイト、ニューロンの情報伝達を速やかにするオリゴデンドロサイトなどがあります。**ニューロンが1000億以上あるのに対し、グリア細胞はその10倍以上存在する**といわれ、元気な脳ではこれらの細胞がしっかり働くことが大切です。

質問

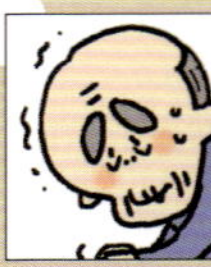

脳の細胞はどこから死んでいく？

答え A

「出番のない脳細胞」から死んでいきます

脳のニューロンには、頻繁に使われる細胞とそうでない細胞があります。スポーツ選手に例えるとレギュラー選手と控え選手の関係といえますが、**脳の場合は控え選手の細胞に出番を与えずにいると、プログラム細胞死を起こしてどんどん死んでしまいます。**

脳には代償能力がありま

脳の常識②
脳細胞は使わなければ死んでいく

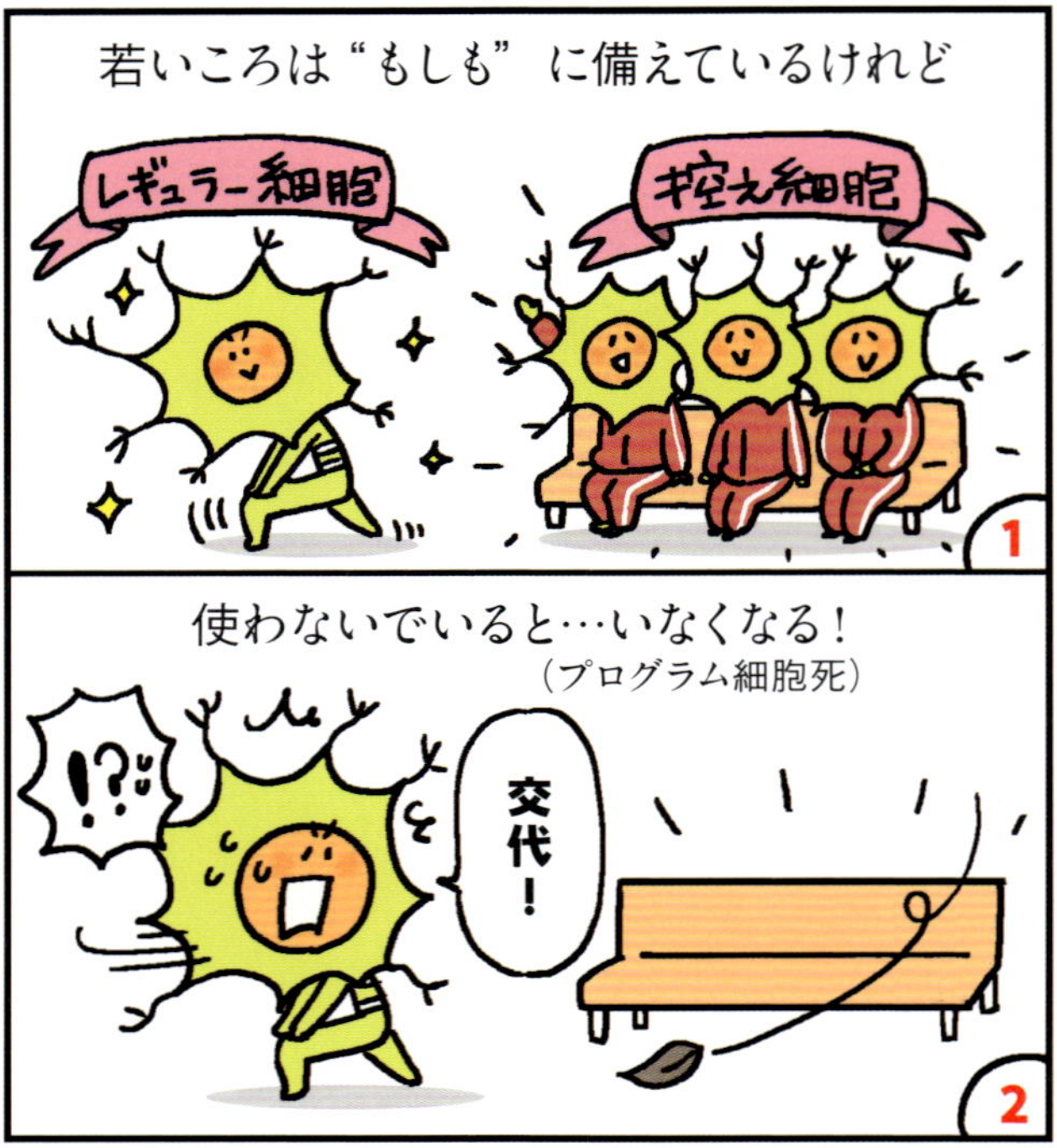
若いころは“もしも”に備えているけれど
レギュラー細胞
控え細胞
1
使わないでいると…いなくなる！
（プログラム細胞死）
!?
交代！
2

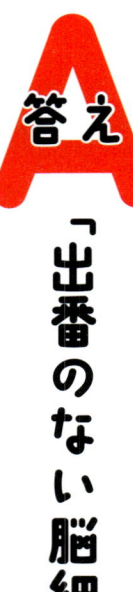

脳細胞は“代役”をする

❶控えの脳細胞があると…

損傷を免れた脳の領域から新しい神経回路を形成できる。

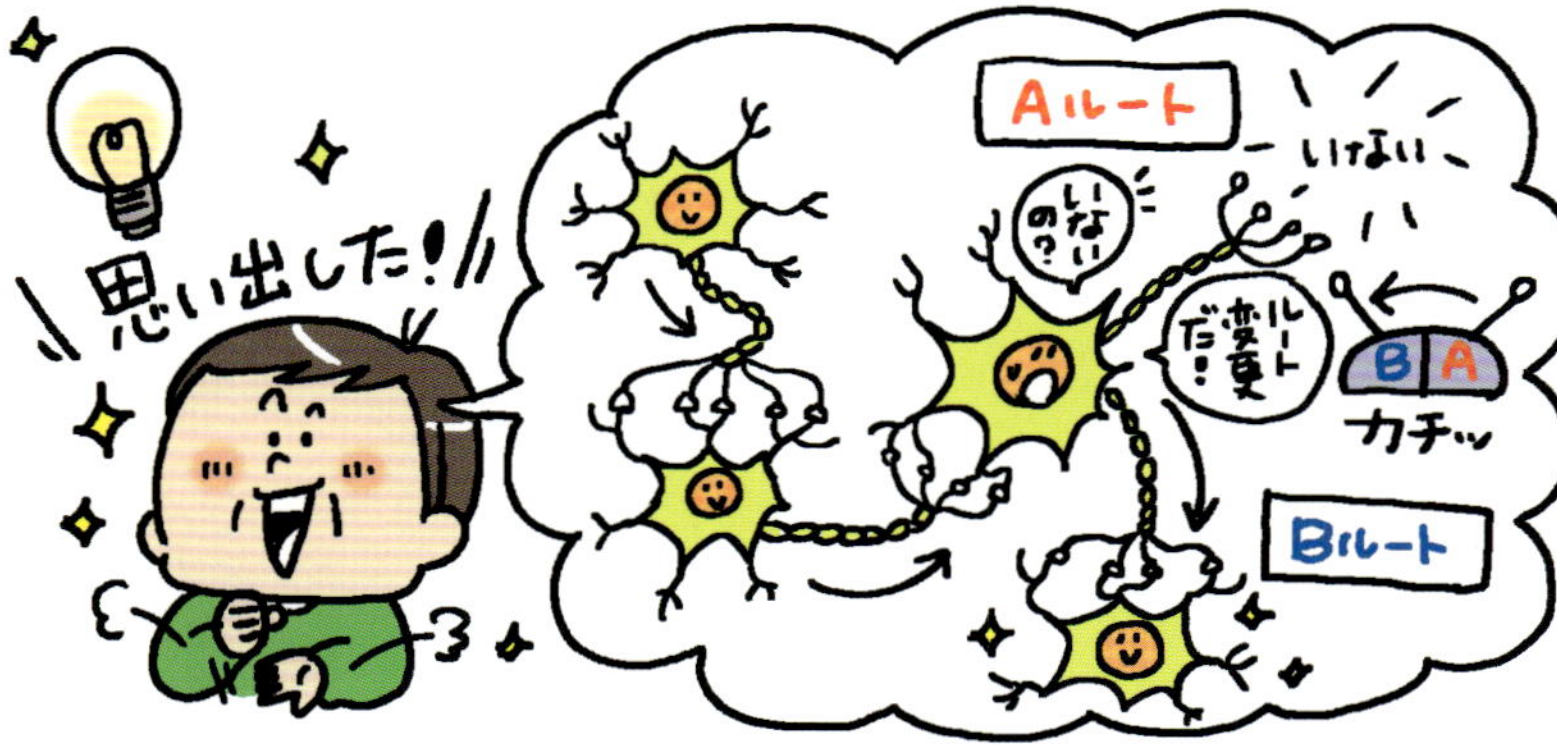
思い出した！
Aルート
いけない
いないの？
ルート変更だ！
B A
カチッ
Bルート

❷脳細胞の80%が死ぬと…

記憶は大脳辺縁系の海馬と大脳皮質の間でやりとりされているが、控えの脳細胞を失い、病的な変性が進むと記憶領域が失われてやがて認知症に。

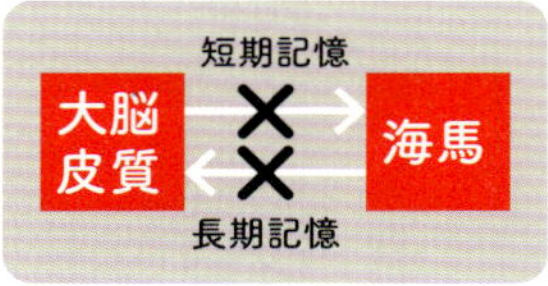

す。レギュラーの細胞が失われても、控えの細胞があれば新しい神経伝達の回路を作り出すので、脳の機能が即失われることはありません。しかし控えの細胞がない状態でレギュラーの細胞が損傷すると、代償能力が働かずに認知機能が低下しやすくなります。**医学的には脳細胞の80%が死ぬと認知症になる**といわれているので、日頃から控えの細胞も使って蓄えておくことが必要です。

質問

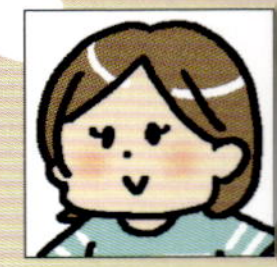

脳細胞が損傷するってどういうこと?

答え A

脳の「血管」が悪くなるということです

私たちが食事をしなければ元気が出ないように、脳も栄養補給をしなければ神経活動を維持できません。この栄養の供給元が脳内に張り巡らされた血管です。**血管が悪くなって脳内の血流が滞ってしまうと、脳細胞も活動できずに死んでしまう**のです。

脳の血管が悪くなる理由のひとつは、外部からの衝撃や脳出血です。交通事故による頭部外傷が知られていますが、ボクシングやサッカーのヘディングといった頭に衝撃が繰り返されるスポーツでも起こります。もうひとつは、動脈硬化など血管そのものが悪くなって起こる脳梗塞です。いずれも**4大認知症の1つで日本の認知症患者の約20%を占める血管性認知症の発症リスク**となります。本来、脳は頭蓋骨や脳脊髄液《のうせきずいえき》の働きで外部の衝撃から守られているものの、そのダメージが強すぎる場合や血管内で起こる傷害には対処できないのです。

脳細胞と血管の関係

❶頭蓋骨に守られている

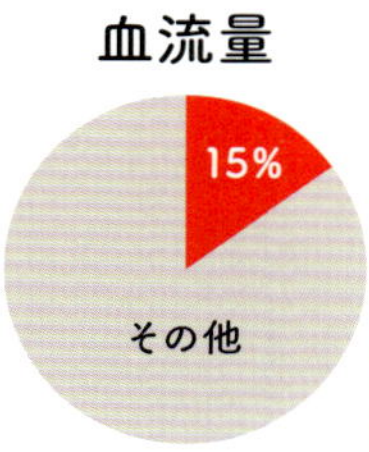

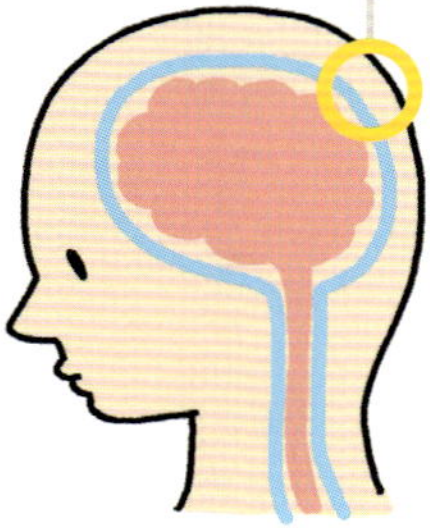

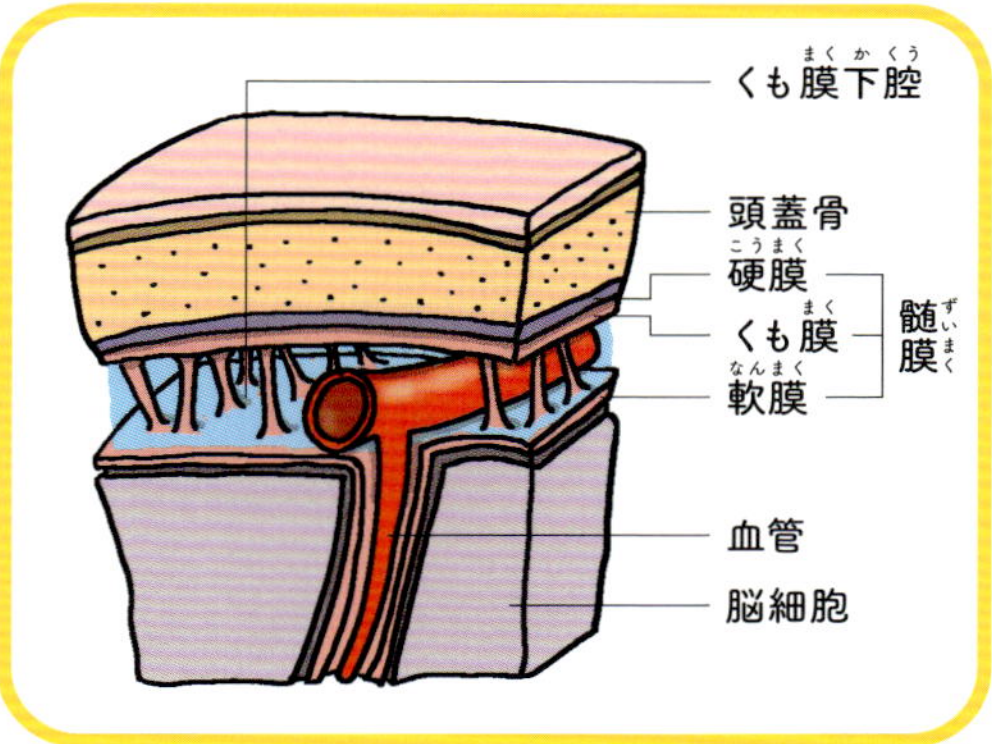

脳は血管のかたまりで流れ込む血液量は心拍出量の15〜20％を占める。その外部は頭蓋骨や髄膜、くも膜下腔を流れる脳脊髄液などに守られている。

❷損傷すると認知症を誘発する

頭部外傷 ― 脳出血
頭部外傷 ― くも膜下出血
動脈硬化 ― 脳梗塞（ラクナ梗塞《こうそく》、アテローム血栓性脳梗塞《けっせんせいのうこうそく》、心原性脳塞栓症《しんげんせいのうそくせんしょう》、その他）

↓

血管性認知症

脳卒中は、頭部外傷などの血管が破れて起こるものと、動脈硬化などの血管が詰まって起こるものとがある。いずれも血管性認知症の原因に。

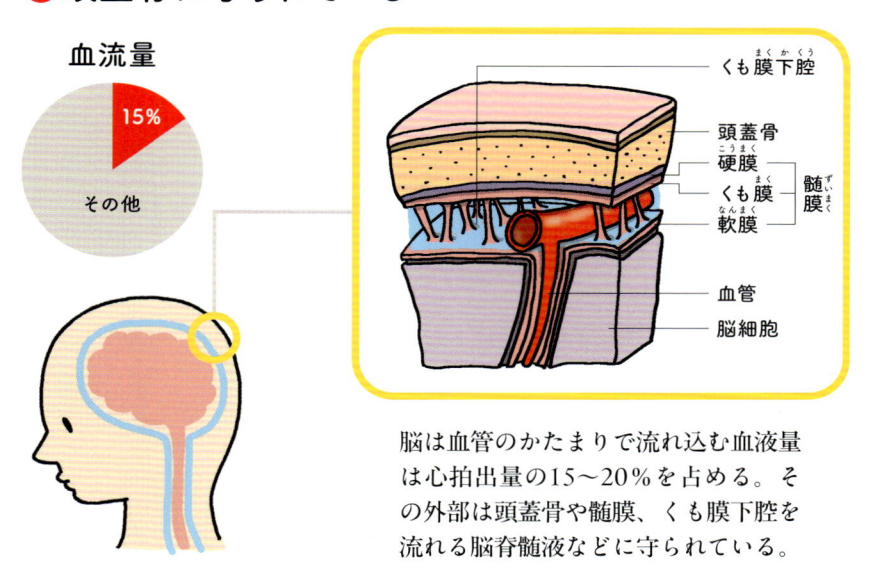

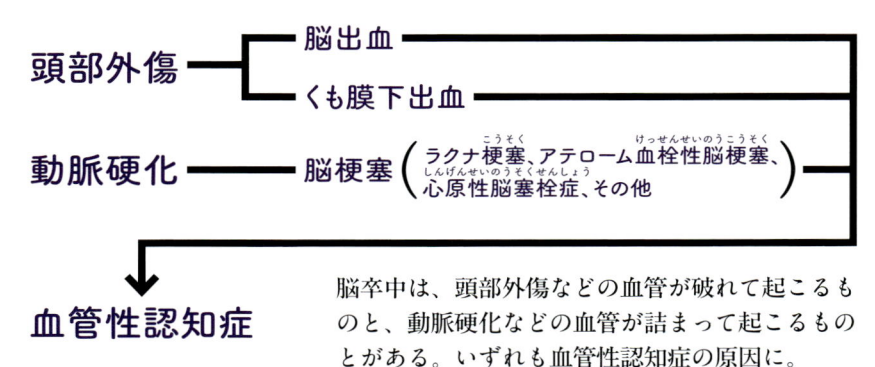

質問

脳のごみって何ですか？

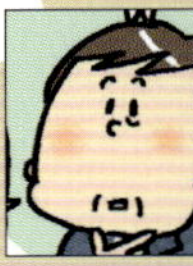

答え A

脳細胞に蓄積する毒性のたんぱく質です

脳内で作られるたんぱく質（アミロイドβたんぱく、タウたんぱくなど）は、健康な人の脳にも存在するもので、通常は脳内のゴミとして短期間で分解、排出されます。しかし異常が生じると排出されず溜まっていき、その毒性でニューロンを死滅させます。

このたんぱく質は年齢を重ねるにつれて脳内に蓄積し、特にアミロイドβは40代から蓄積していくので油断は禁物です。**アミロイドβやタウの蓄積は脳の萎縮につながり、アルツハイマー型認知症の発症リスク**となります。

認知症の中でも患者数が多い「4大認知症」（アルツハイマー型認知症、レビー小体型認知症、前頭側頭葉型認知症、血管性認知症）はそれぞれ、原因となるごみや詰まりものは異なります。それらを調べるためには、専門医の診察とアミロイドPET検査や脳脊髄液検査などの精密検査を受ける必要があります。

認知症につながる3つのゴミと詰まりもの

❶アミロイドβ

神経細胞の外で老人斑を形成して、周囲の細胞を脱落させる。

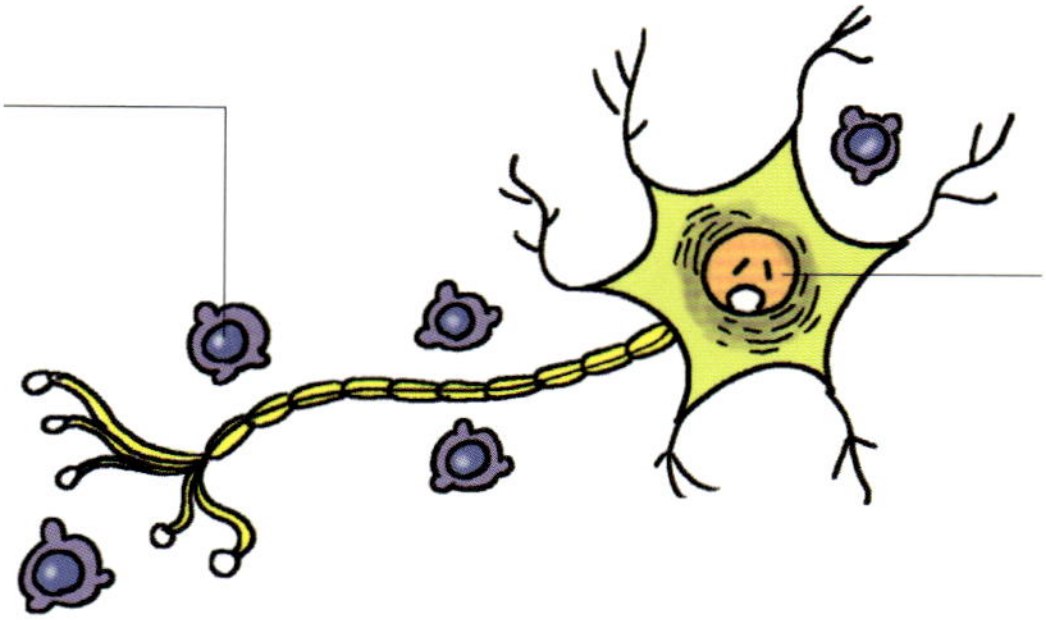

❸タウ

神経細胞内に溜まり、細胞を殺す神経原線維変化を起こす。

❷αシヌクレイン

神経細胞内に黒いシミのように溜まる。パーキンソン病でも見られる。

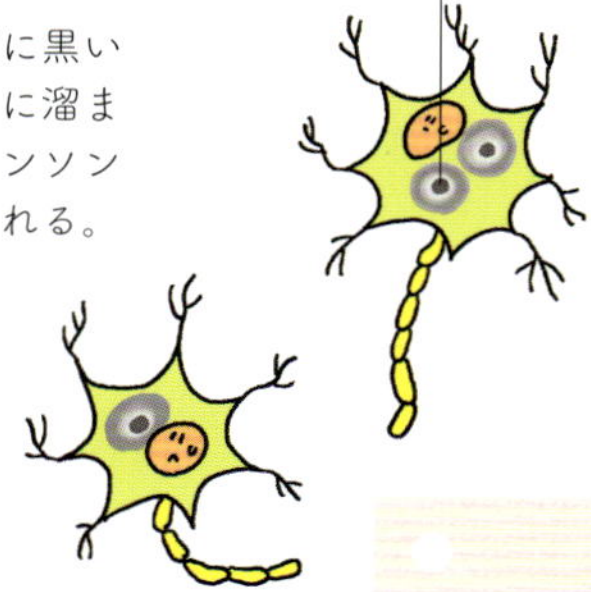

4大認知症	要因
アルツハイマー型認知症	❶❸
血管性認知症	❹
レビー小体型認知症	❷
前頭側頭葉型認知症	❸

❹プラーク

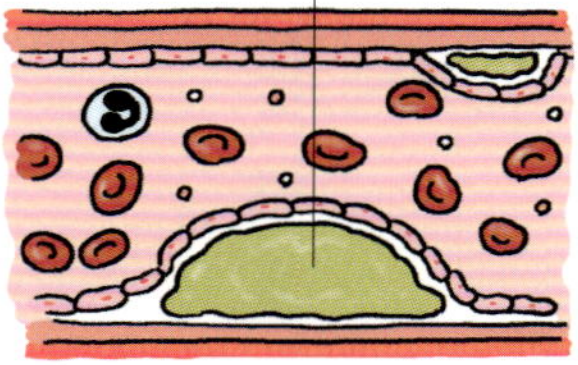

血管の内側にできる悪玉コレステロールなどが原因のコブ。血流を悪くする。

MEMO

アミロイドβとは？

脳内で作られるたんぱく質。通常は無害で脳内のごみとして短期間で分解・排出されるが、凝集すると異常なアミロイドβができて毒性が強くなり、排出されずに脳に蓄積する。そして健康なニューロンにまとわりついて死滅させたり、免疫による炎症が続いたりして脳の萎縮が進んで認知症が発症する。

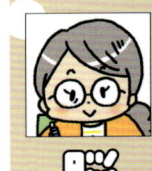

質問
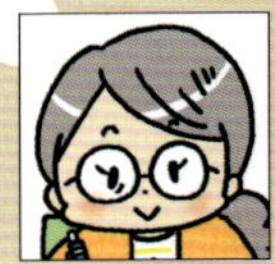

脳のごみとMCIの関係は？

答え
MCIの段階なら、元気な脳に戻れます

脳の常識③
MCIなら回復できる

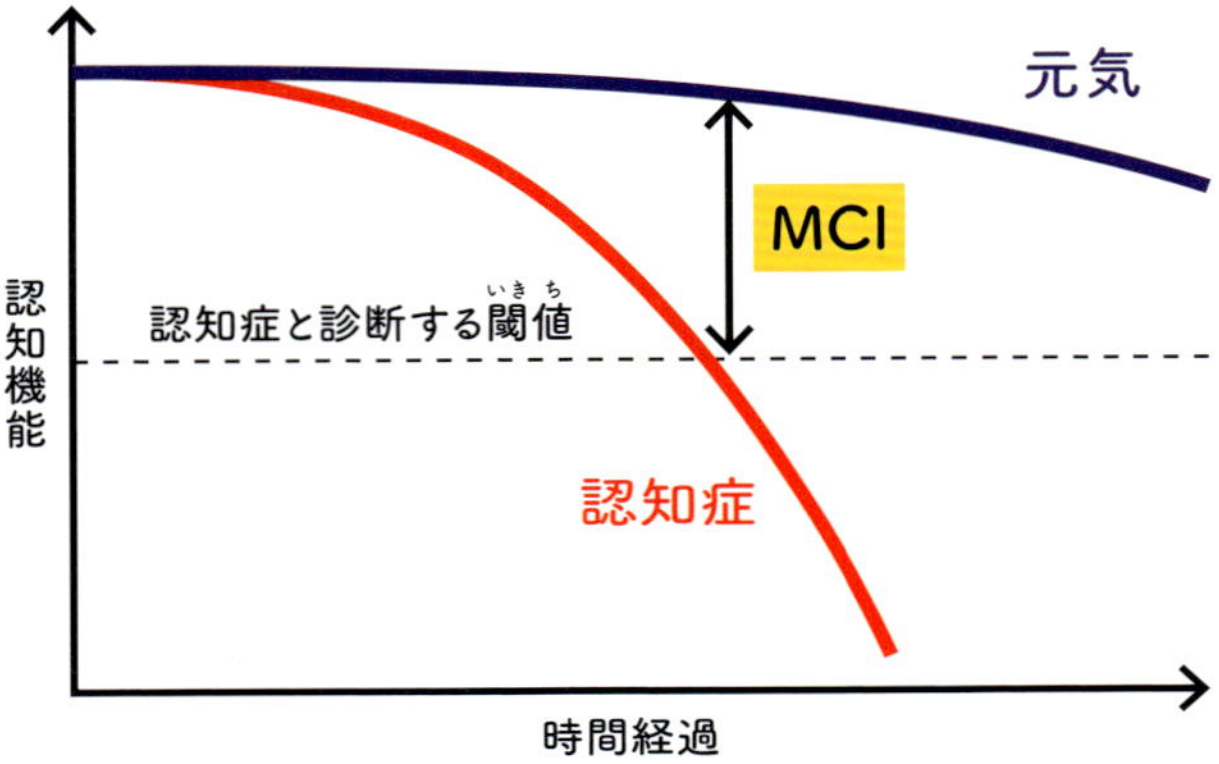

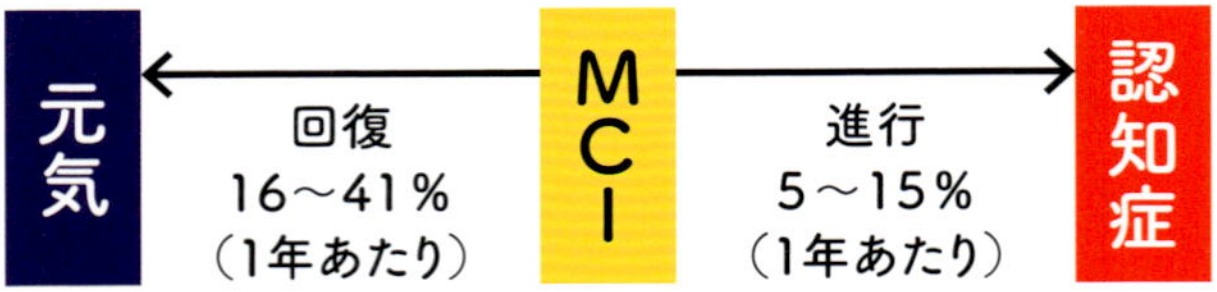

MCIにはタイプごとに回復と進行の確率に幅があると考えられているものの、元の状態に戻るのは不可能ではない。

MCIは軽度認知障害といい、認知機能が低下していても日常生活に大きな支障のない状態をいいます。診断基準は、本人もしくは家族からの訴えに加え、認知機能（記憶、遂行、注意、言語、視空間認知）で1つ以上の障害があることです。一度認知症を発症すると治療が困難であ

MCIの特徴とタイプ（※）

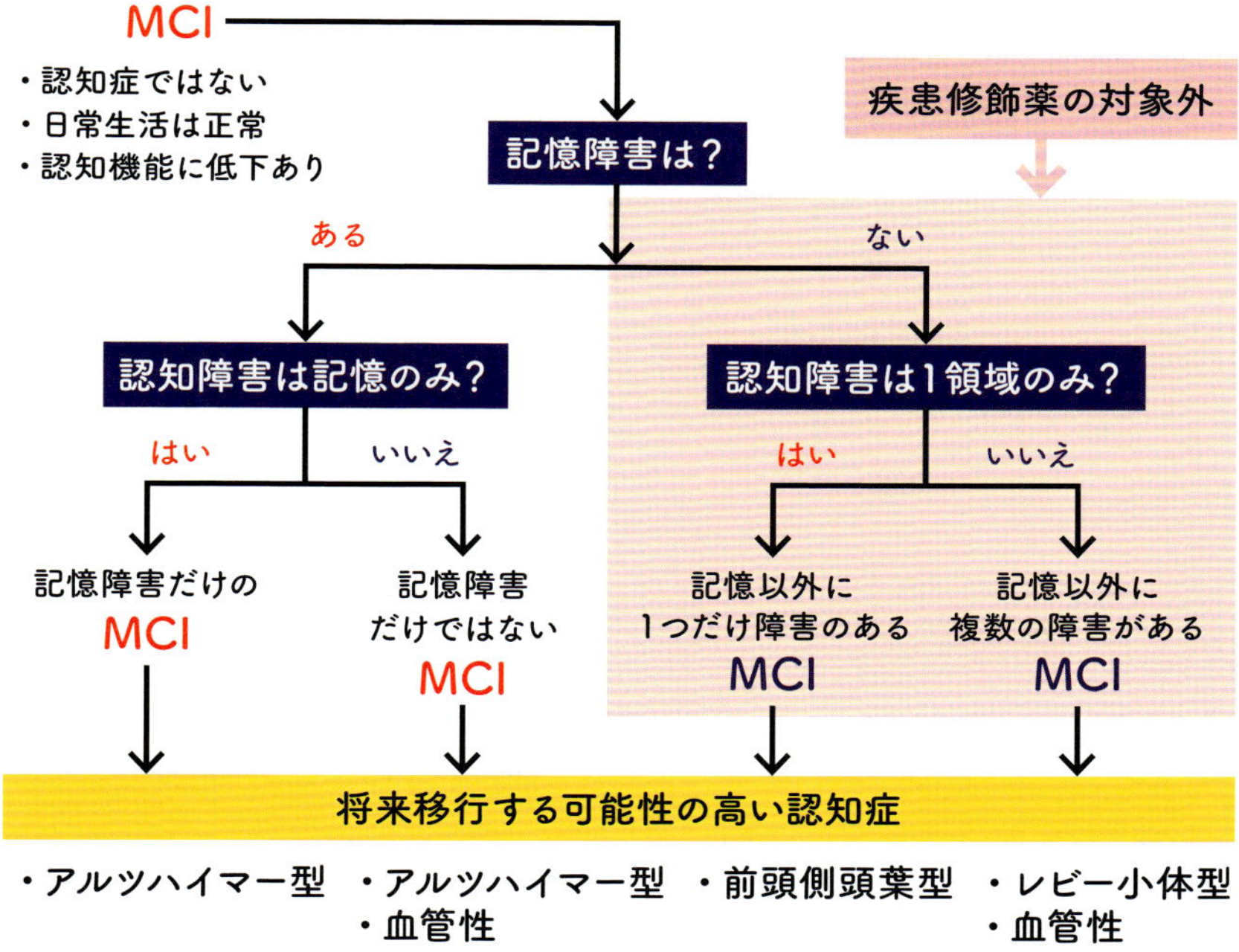

ることを前述しましたが、その手前の**MCI段階でなら、適切な予防対策で健康な状態に回復できる可能性が十分にあります。**

近年、アルツハイマー型認知症の進行を抑制する疾患修飾薬が登場して「予防になるのでは？」と注目されました。ただ、これはアミロイドβが少ない段階での投与でなければ効果が見られず、また記憶に障害のないMCIの人は対象外という課題があります。

※ Petersen RC. Mild cognitive impairment. Continuum. ;10: 9-28, 2004を参考に作成。

質問

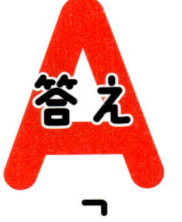

脳を元気にするにはどうしたらいい？

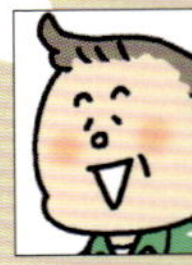

答え

「脳のおそうじ体操」をはじめましょう！

脳のニューロンを元気にするには、「使わないこと」「損傷を受けること」「ゴミが溜まること」を極力回避することです。

　認知機能の低下を抑制するのに「運動がいい」「認知トレーニングがいい」とは従来からいわれてきたことですが、多因子（有酸素運動や筋力運動、知的活動、コミュニケーションなど）を組み合わせる方法で脳の血流が促されることにより、脳のごみの除去や分解が進んだり、控えのニューロンが活性化したり、代償能力が増加したりといった効果が期待できます。

　有酸素運動は動脈硬化の原因でもあるプラークを作る悪玉コレステロールを善玉コレステロールによって回収することができるため、血管のおそうじにも。これらをシステム化し効果が見られるものが、約10年前から実行されている脳のおそうじ体操「とっとり方式認知症予防プログラム」です。

脳のおそうじメカニズム

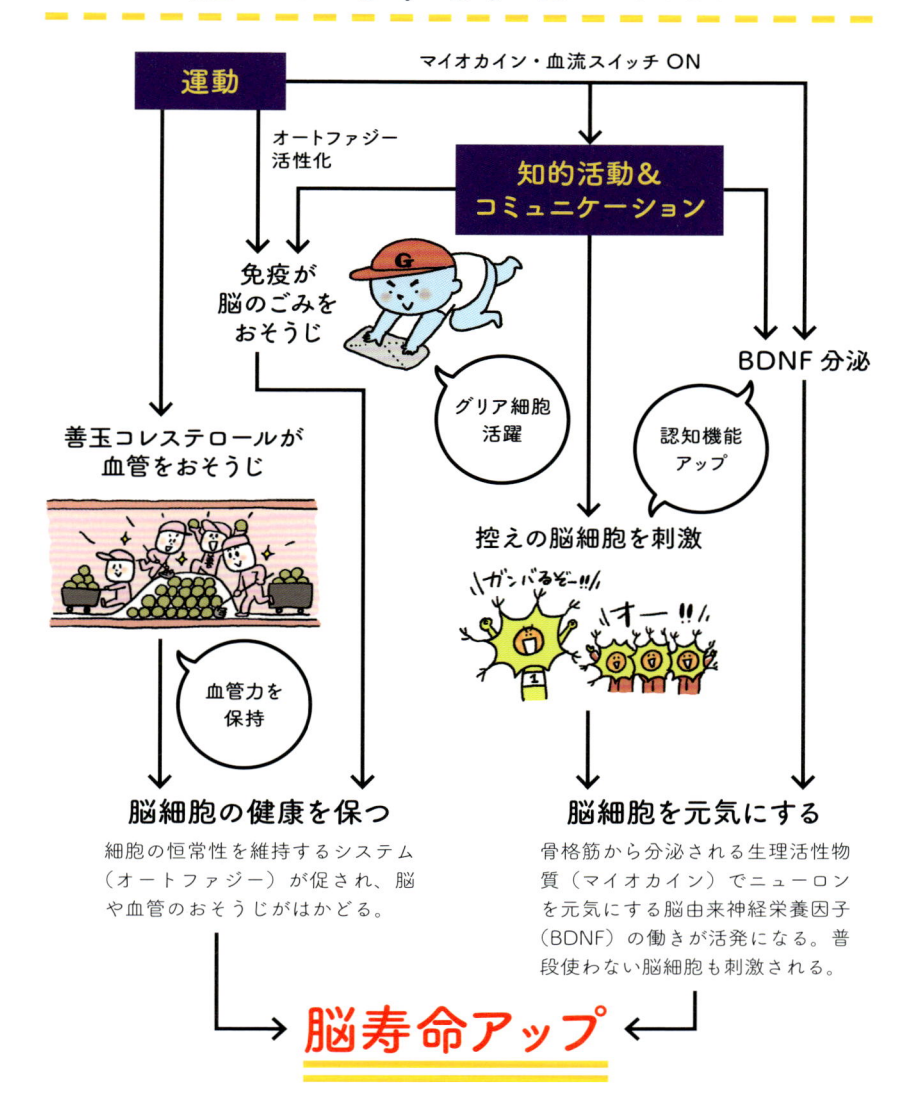

運動

マイオカイン・血流スイッチ ON

オートファジー
活性化

知的活動＆
コミュニケーション

免疫が
脳のごみを
おそうじ

グリア細胞
活躍

BDNF 分泌

認知機能
アップ

善玉コレステロールが
血管をおそうじ

控えの脳細胞を刺激

血管力を
保持

脳細胞の健康を保つ

細胞の恒常性を維持するシステム（オートファジー）が促され、脳や血管のおそうじがはかどる。

脳細胞を元気にする

骨格筋から分泌される生理活性物質（マイオカイン）でニューロンを元気にする脳由来神経栄養因子（BDNF）の働きが活発になる。普段使わない脳細胞も刺激される。

脳寿命アップ

質問

生活習慣が大事な理由は？

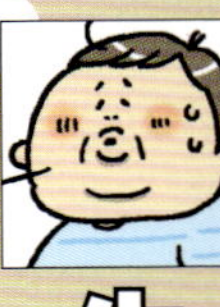

答え A

脳のおそうじ効果がアップします

世界5大医学雑誌の「ランセット」に報告された認知症の14のリスク因子をみると、生活習慣病に関するものが多く、**ライフステージごとに正しいアプローチを行えば、誰でも認知症のリスクを減らせる**ことをあきらかにしています。

たとえば中年期なら、太り過ぎを防ぐ目的で運動を習慣化すれば、肥満、高血圧、高ＬＤＬコレステロール血症の改善につながりますし、高齢期なら寝たきりにならない程度の運動をしつつ、社会とつながる場を積極的につくることが必要です。

すべてのライフステージを通して好奇心を失わず、知的な活動を心がけることもポイント。具体的な方法は第2章から解説していきますが、いずれも「とっとり方式認知症予防プログラム」の考え方でカバーできることばかり。自分の世代に合った目標を立て、脳のおそうじに取り組みましょう。

認知症リスクの多くは生活習慣にある

「The Lancet（ランセット）」で発表された14の認知症リスク因子。各年齢層で対応すべきリスクは変わってくるが、運動、知的活動、コミュニケーションの習慣化がポイントになる。

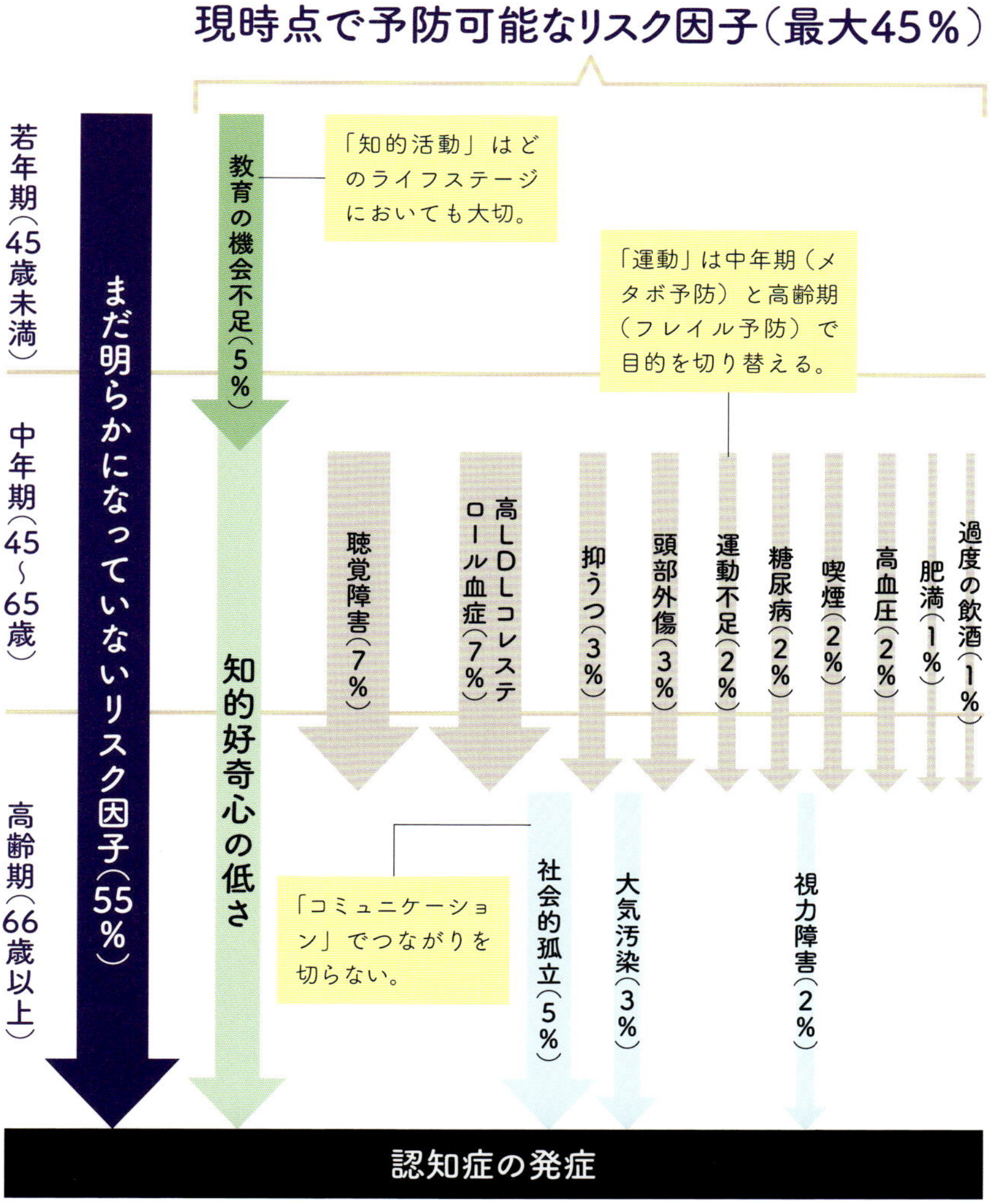

COLUMN

脳のおそうじ研究の最前線！ グリンパティックシステム

脳内には、脳室《のうしつ》で作られる脳脊髄液の循環を利用して細胞周辺の老廃物を外へ洗い流すリンパのようなしくみが備わっていると考えられていて、これをグリンパティックシステム（※）と呼んで調査・研究が進んでいます。

グリンパティックとは「グリア（Glia）細胞」と「リンパ（Lymphatic）」の合成語。多くは動物実験による研究報告ですが、**近年はMRI解析で人間にも存在する可能性が指摘され始めています。**まだまだ議論の余地のある分野ですが、研究が進めば認知症の予防や新しい治療法につながるかもしれません。

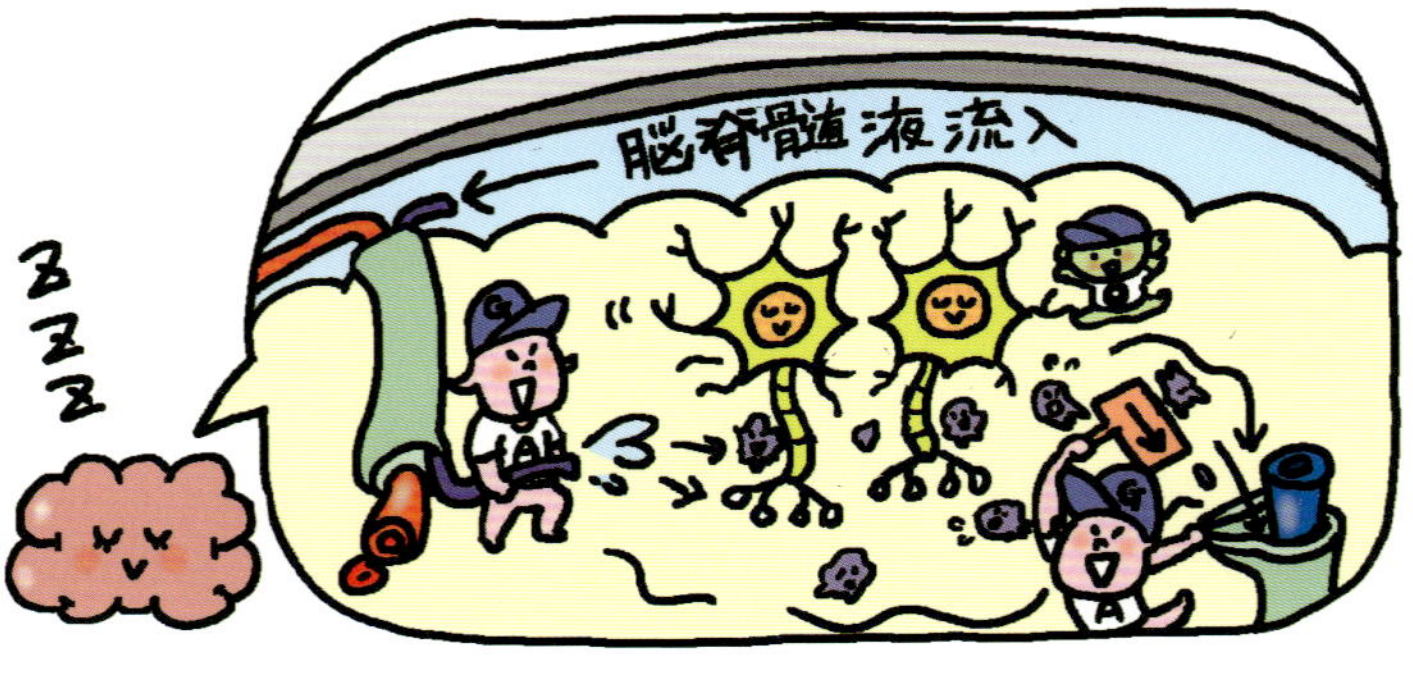

くも膜下腔より血管周囲のすき間に入り込んだ脳脊髄液が、アストロサイトのアクアポリン4というチャネル（通路）を介して脳に広がり、内部の老廃物を洗い流す。流された老廃物は静脈側のすき間で回収される。

※ Nedergaard M. Garbage truck of the brain. Science. ;340(6140): 1529-1530, 2013を参考に作成。

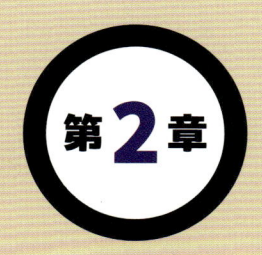

第2章

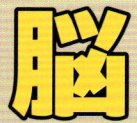

体を動かして
脳と血管をおそうじ

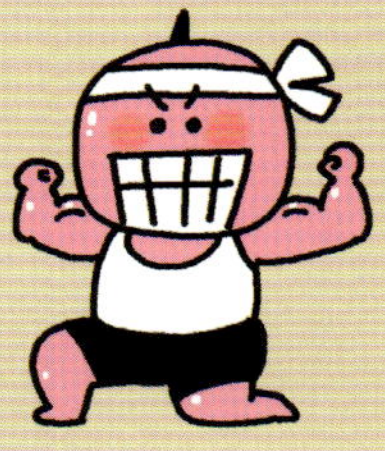

自宅でかんたん!
脳のおそうじ体操

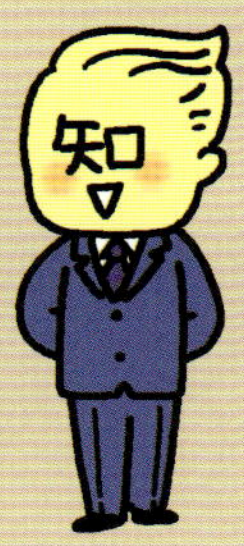

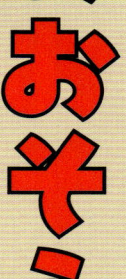

サボりがちな
脳細胞を
パズルで元気に

「とっとり方式認知症予防プログラム」の
運動と知的活動を取り組みやすくアレンジ。
まずは1日10分。
脳と体の両方でしっかり汗をかきましょう。

運動と知的な活動が

脳と体をおそうじ

「とっとり方式」から生まれたおそうじプログラム。
今日からはじめてリスク因子を撃退しましょう！

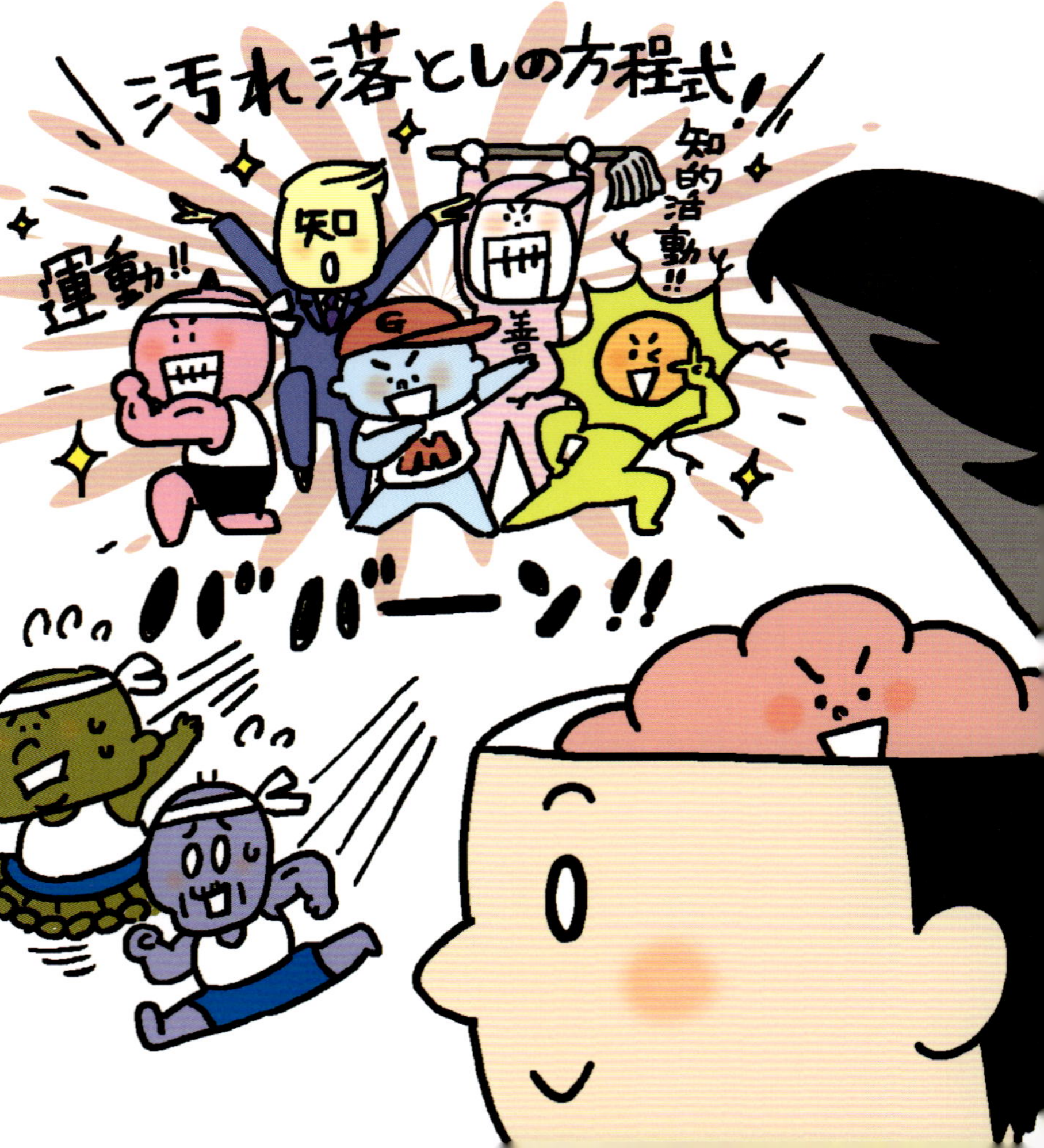

運動プログラム

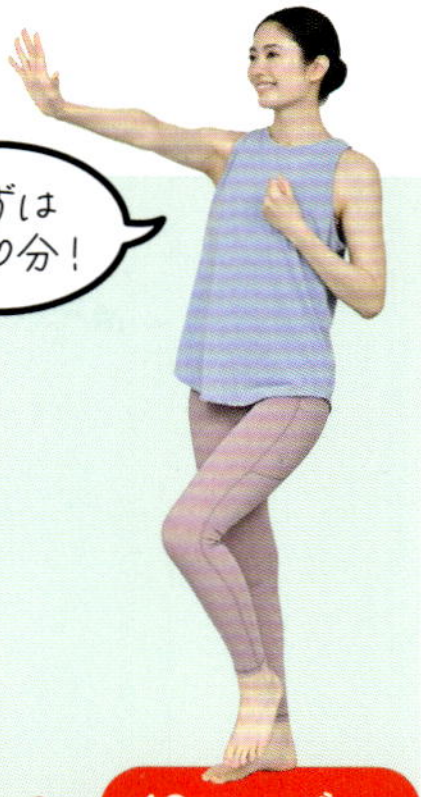
まずは
1日10分！

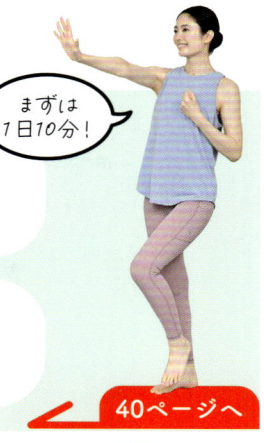

10分
準備体操

10分
筋力運動
＋頭の体操

10分
有酸素運動
＋頭の体操

5分
整理体操

40ページへ

知的活動プログラム

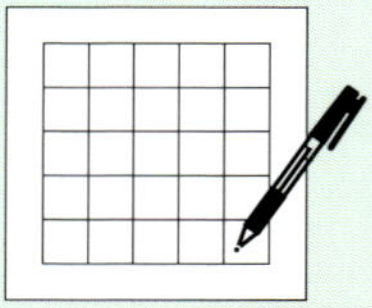
運動の
あとで
チャレンジ！

- 近時記憶力
- 判断力
- 視空間認知力
- 作業記憶力
- 遂行力
- 思考力
- 注意力
- 計算力

69ページへ

脳のおそうじ体操は「とっとり方式認知症予防プログラム」を誰でも取り組みやすくアレンジしたものです。体を動かす「運動プログラム」と頭を働かせる「知的活動プログラム」を順番に行い、筋力、柔軟性、血管のしなやかさ、そして認知機能といった脳の寿命に関わる部位を元気にします。まずは運動から始めて1日10分。慣れてきたら少しずつ増やしていきましょう！

運動プログラムの進め方

準備体操（10分）から始まり、有酸素運動（10分）、筋力運動（10分）それぞれを頭の体操と組み合わせながら行います。最後の整理体操（5分）はリラックスが目的なのでゆったりと。立って行うのが難しい種目は椅子に座ってもOKです。ムリをしないで、1つずつできるようになっていきましょう。

ポイントは3つ

1. ムリをしない
2. 呼吸を止めない
3. “できない”を楽しむ

最初はうまくできなくて当たり前。できないことを楽しみながら取り組みましょう。また、体に痛みがある状態でがんばっても正しい効果は得られません。ムリはしないように。

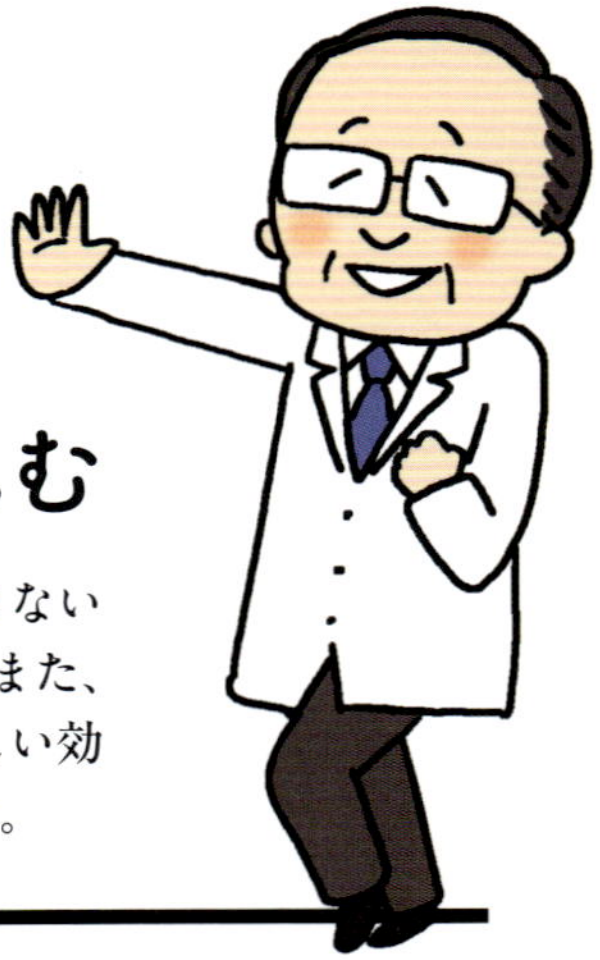

動画でもチェック！

とっとり方式認知症予防運動プログラムの解説動画（とっとり動画ちゃんねる）

はじめる前に

すごく大事な基本の姿勢

椅子の座り方

認知機能が低下していると体を動かしているうちに
転んでしまうことがあります。
運動の前に、座り方の基本をマスターしましょう。

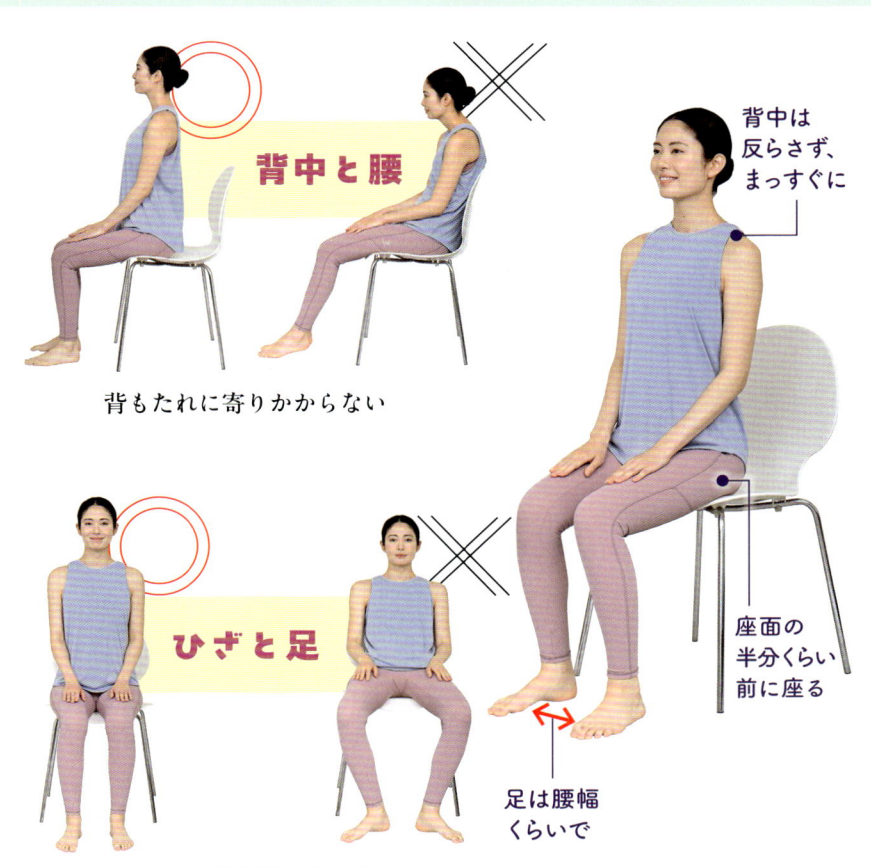

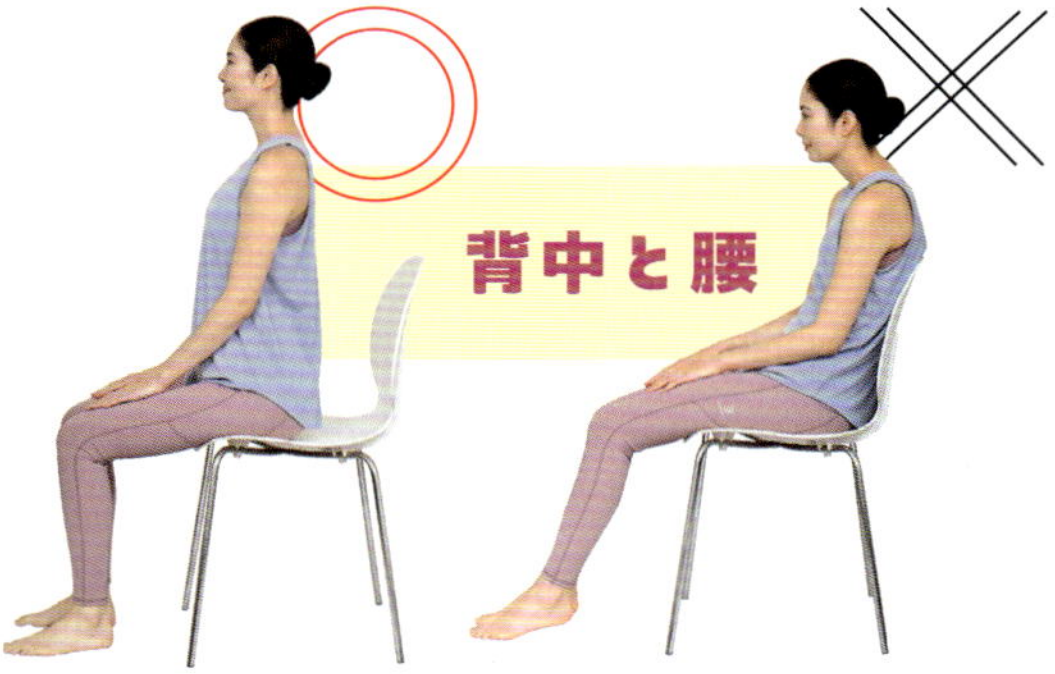

背中と腰

背もたれに寄りかからない

背中は
反らさず、
まっすぐに
座面の
半分くらい
前に座る
足は腰幅
くらいで

ひざと足

ひざとつま先は外に向けない

【準備体操❶】

大きく深呼吸

効果 柔軟性／リラックス

腕を前から大きく上げて、背伸びをしながら深く呼吸します。

1

椅子に座って
背中を伸ばす

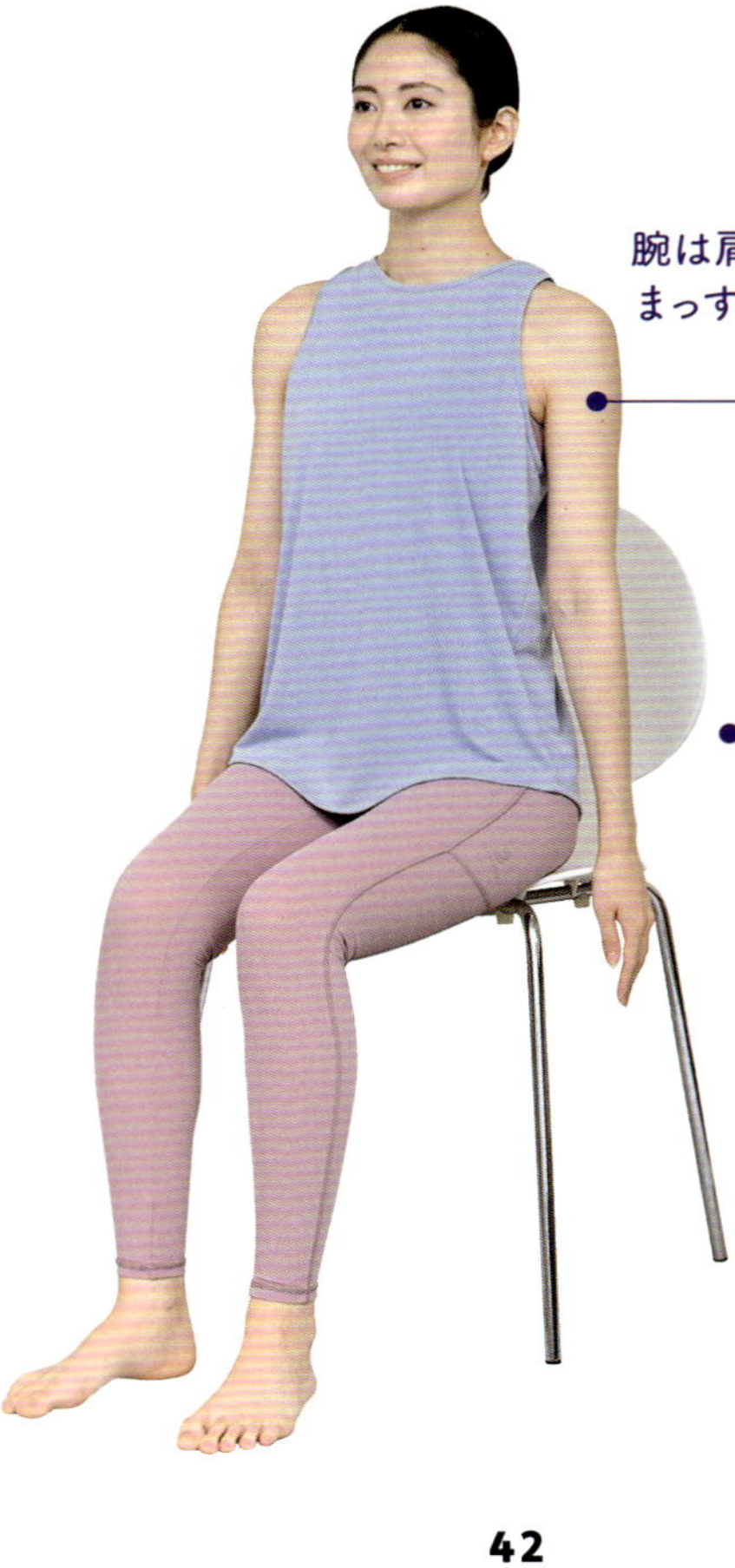

腕は肩から
まっすぐ下ろす

椅子の正しい
座り方は
P41をチェック

POINT

深い呼吸で体の内部から目覚めさせていく運動。腕は指先までよく伸ばし、息を大きく吸い込んで胸を広げます。胸郭のふくらみで深部の筋肉を内側からほぐします。

1→3
3回
繰り返す

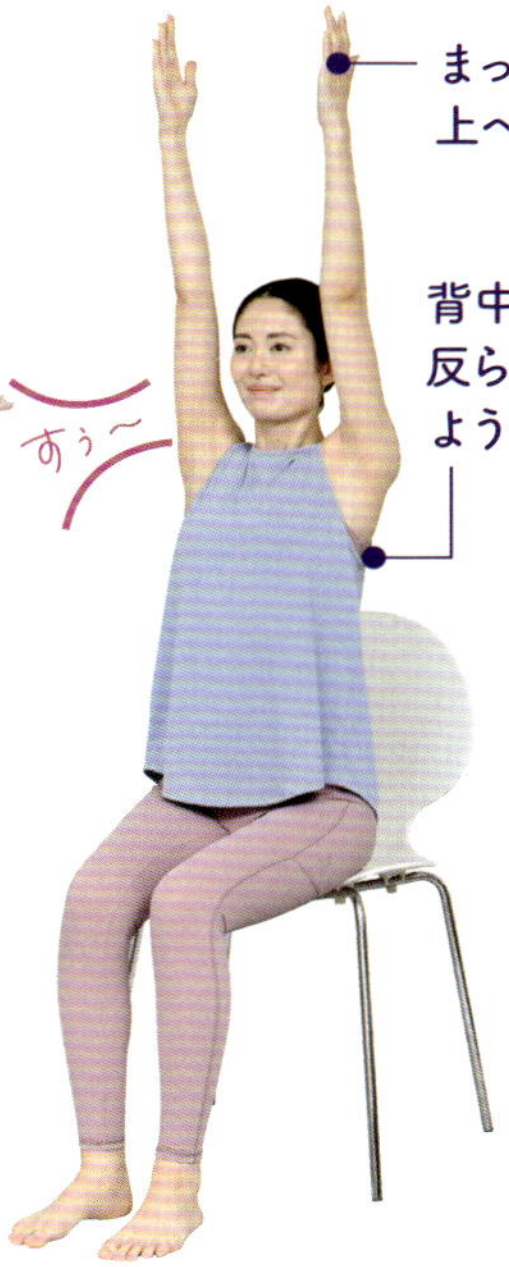
1、2、3、4
まっすぐ上へ
すぅ〜
背中は反らないように

2 息を大きく吸って1、2、3、4とカウントしながら両手を上に伸ばす

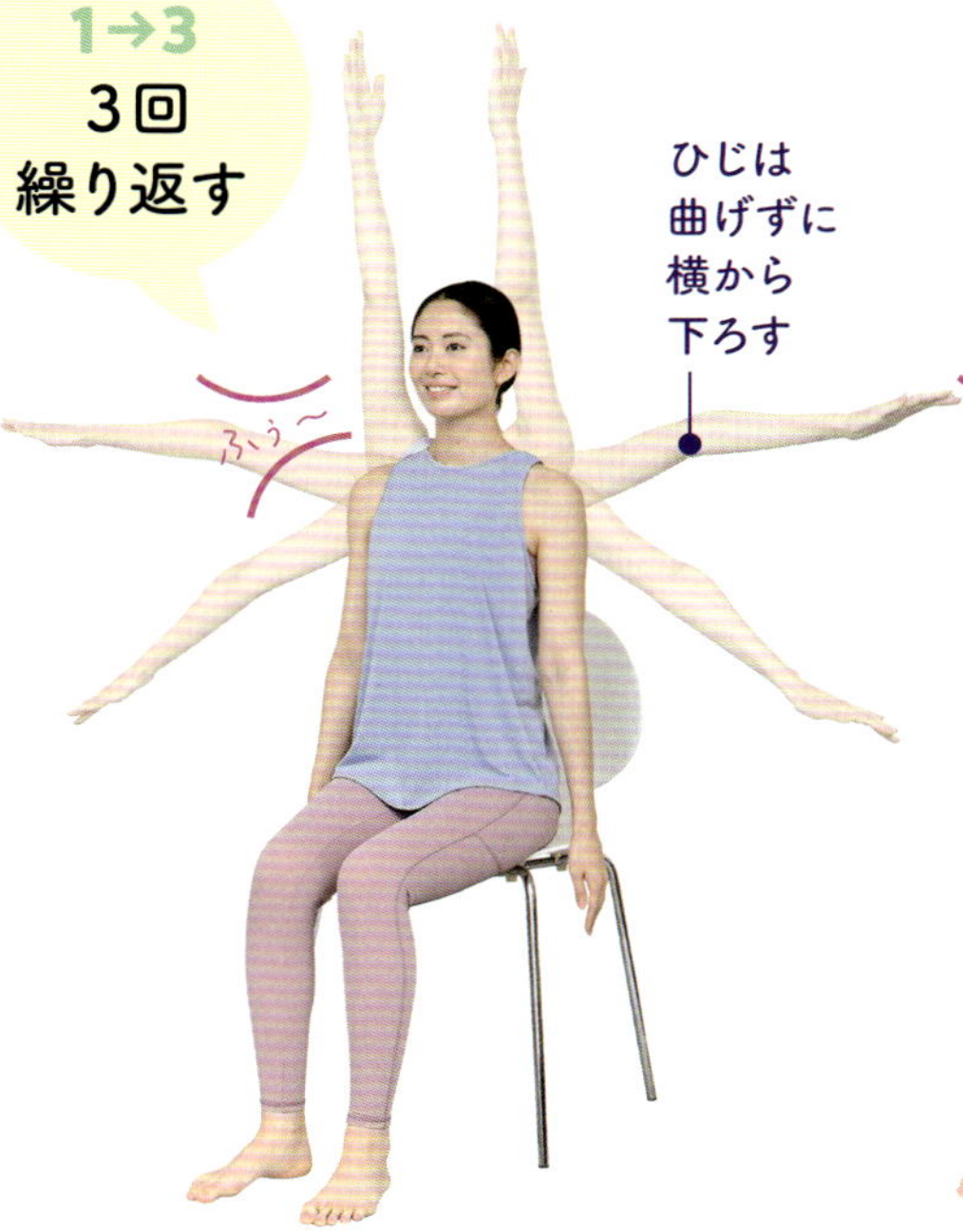

3 息を吐きながら5、6、7、8のカウントで両手を下ろす

【準備体操❷】

肩甲骨の運動

効果　柔軟性

呼吸のカウントに合わせて背中をC字に伸ばします。

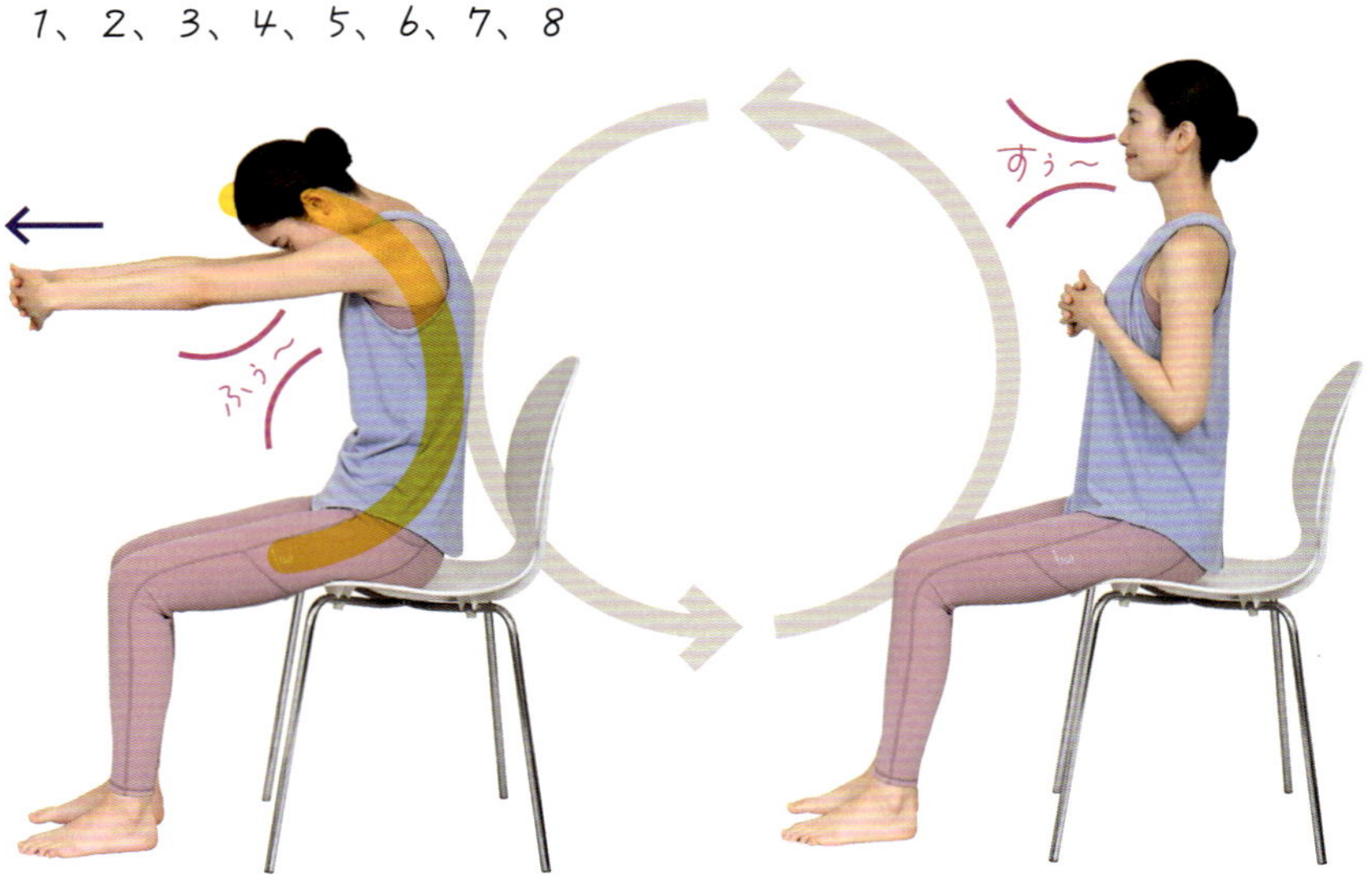

1　胸の前で両手を組む

2　息を吐きながら背中をグ～ッと丸くして、1から8までカウントしながら元の姿勢に戻る

【準備体操❸】

胸のストレッチ

効果　柔軟性

胸を張り、背すじでS字カーブをつくります。

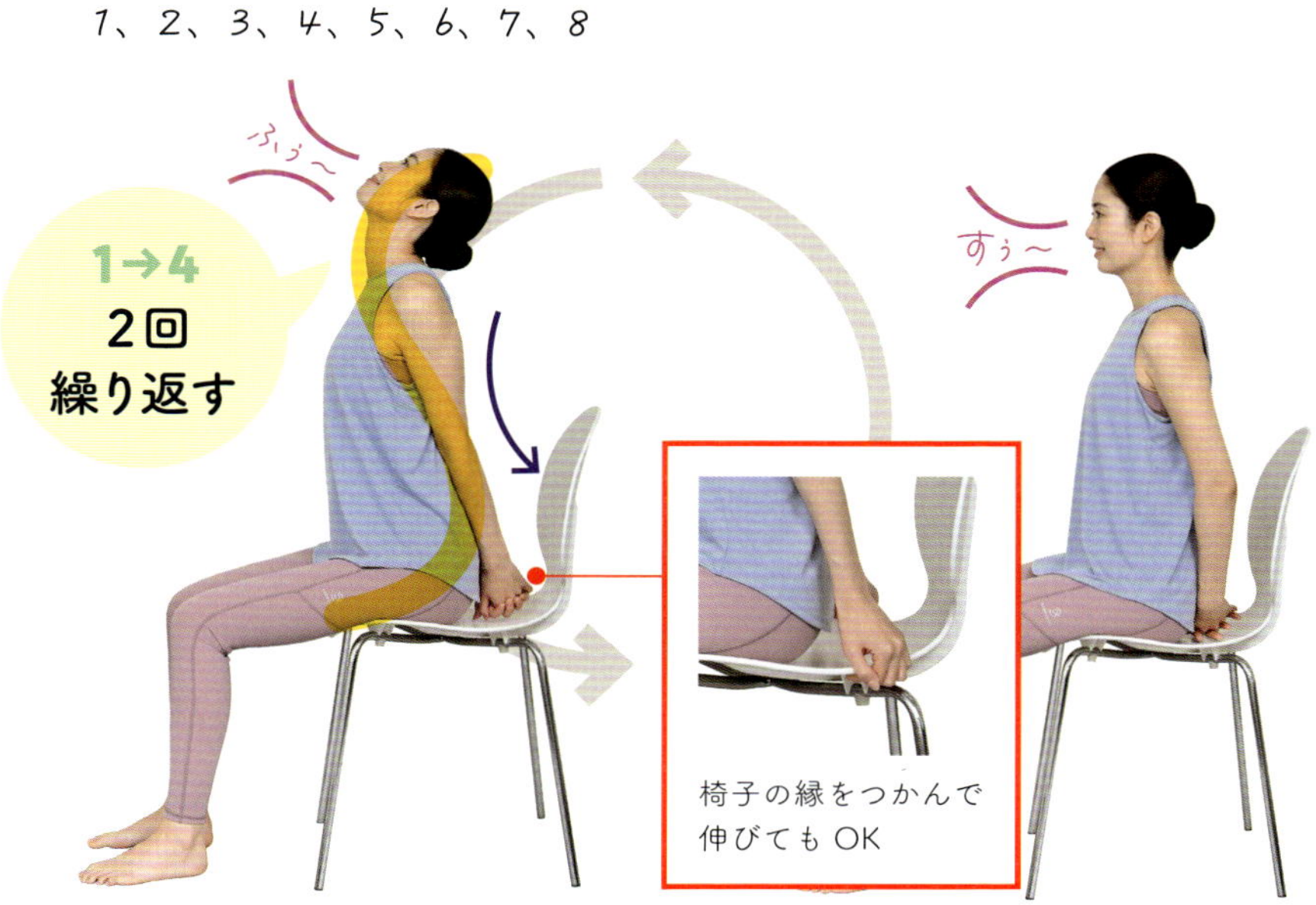
1、2、3、4、5、6、7、8
ふぅ〜
1→4
2回
繰り返す
すぅ〜
椅子の縁をつかんで
伸びても OK

3 組んだ両手を背中に回す

4 肩を後ろに引きながら胸を大きく張って、8までカウントしたら元の姿勢に戻る

【準備体操❹】

座って前屈運動

効果　柔軟性

体をゆっくり前に倒す動きで股関節の筋肉をほぐします。

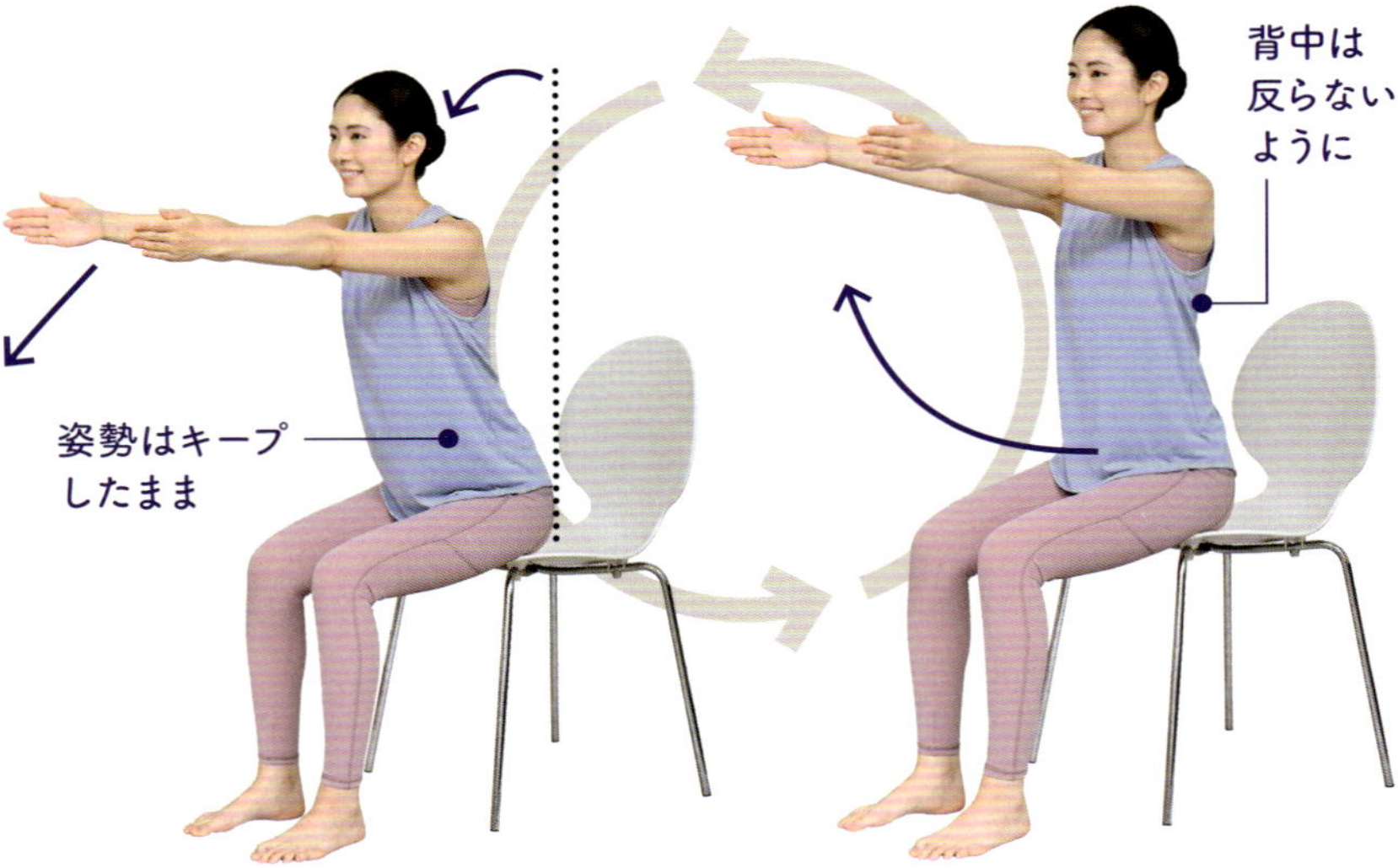

背中は
反らない
ように
姿勢はキープ
したまま

1 両腕を肩の高さまで上げる

2 1から4のカウントで体を前に倒す。5から8のカウントで元の姿勢に戻る

【準備体操⑤】

ひねり運動

効果　柔軟性

体を左右にねじる動きで背骨とお腹の筋肉をほぐします。

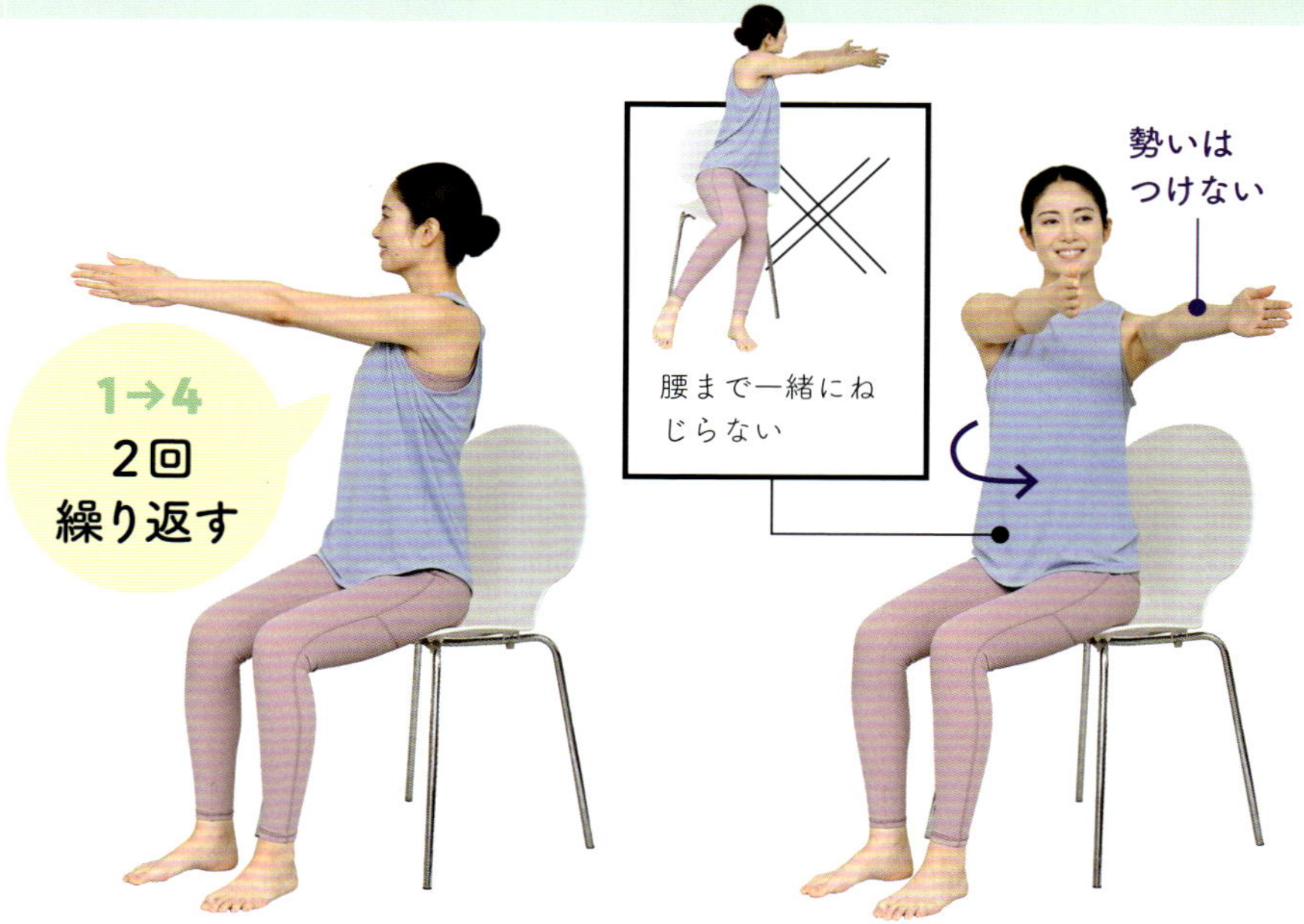
1→4
2回
繰り返す
腰まで一緒にねじらない
勢いはつけない

3　1の姿勢になり、1から4のカウントで腰から上をねじる

4　5から8のカウントで姿勢を元に戻したら、反対側も同じように行う

【準備体操❻】

ひざ裏のばし

効果　柔軟性

体を前に倒しながら脚の裏側全体を伸ばします。

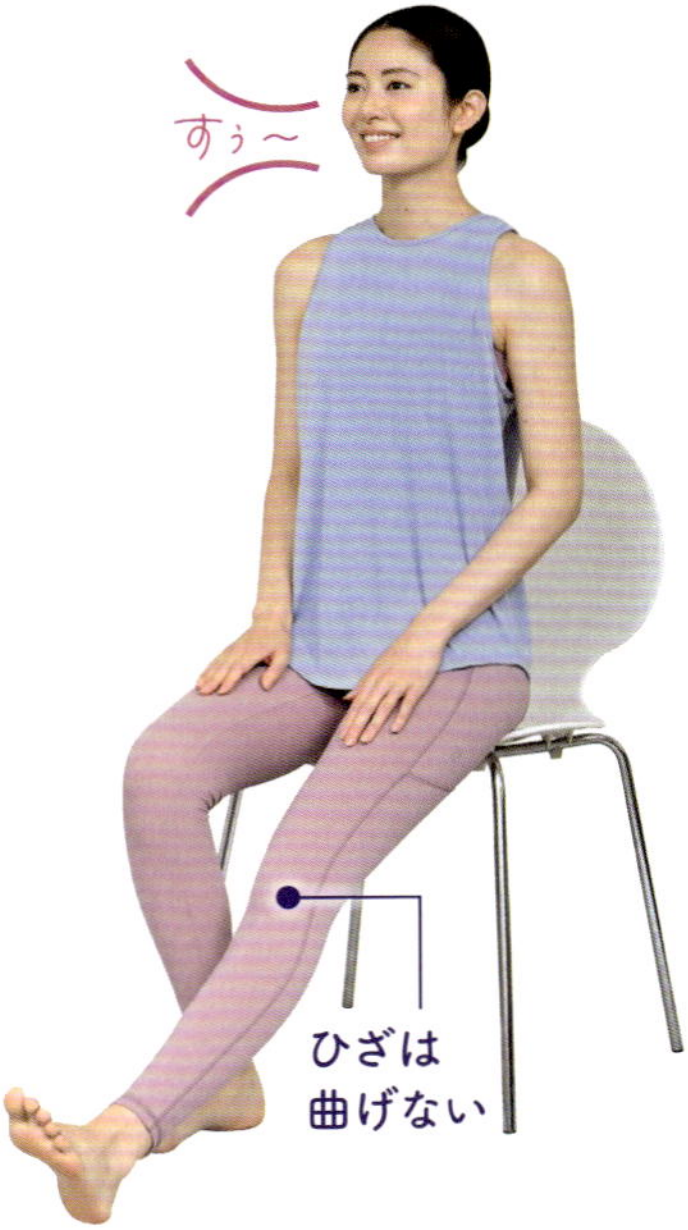
すぅ〜
ひざは曲げない

1

姿勢はまっすぐで脚を前に伸ばす

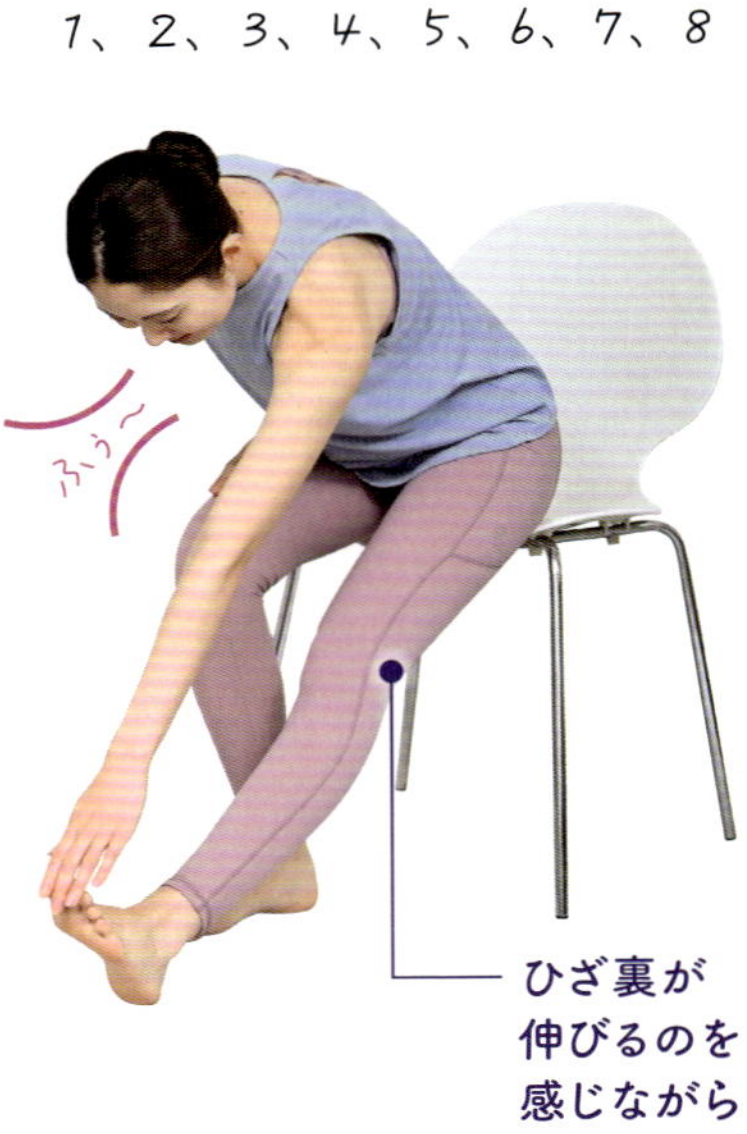
1、2、3、4、5、6、7、8
ふぅ〜
ひざ裏が伸びるのを感じながら

2

つま先方向に手を伸ばし、体を倒せるところまで倒したら8までカウントする

POINT

椅子に深く腰かけていると体を前に倒せないので、「椅子の座り方（→P41）」はしっかりと。初級、中級、上級のなかでできる動きを選んで、少しずつ深められるようになっていきましょう。

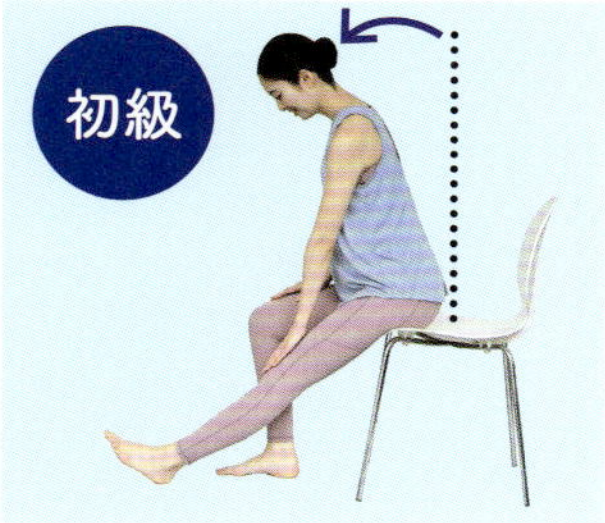

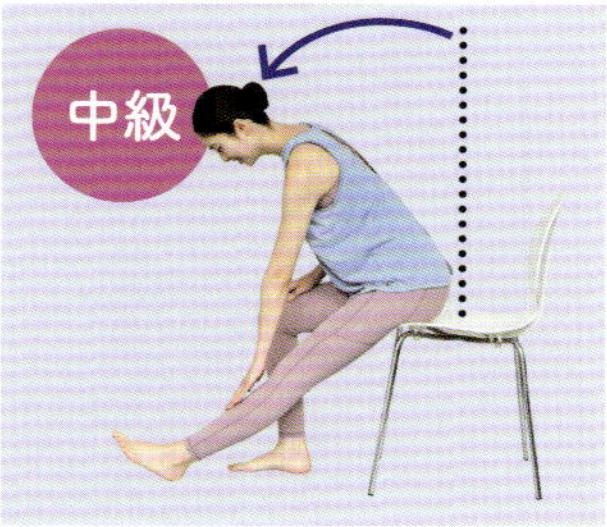

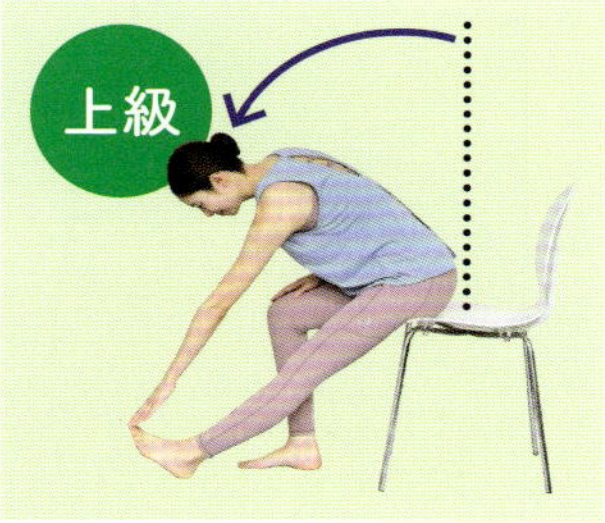

1→2
左右2回
繰り返す

1、2、3、4、
5、6、7、8

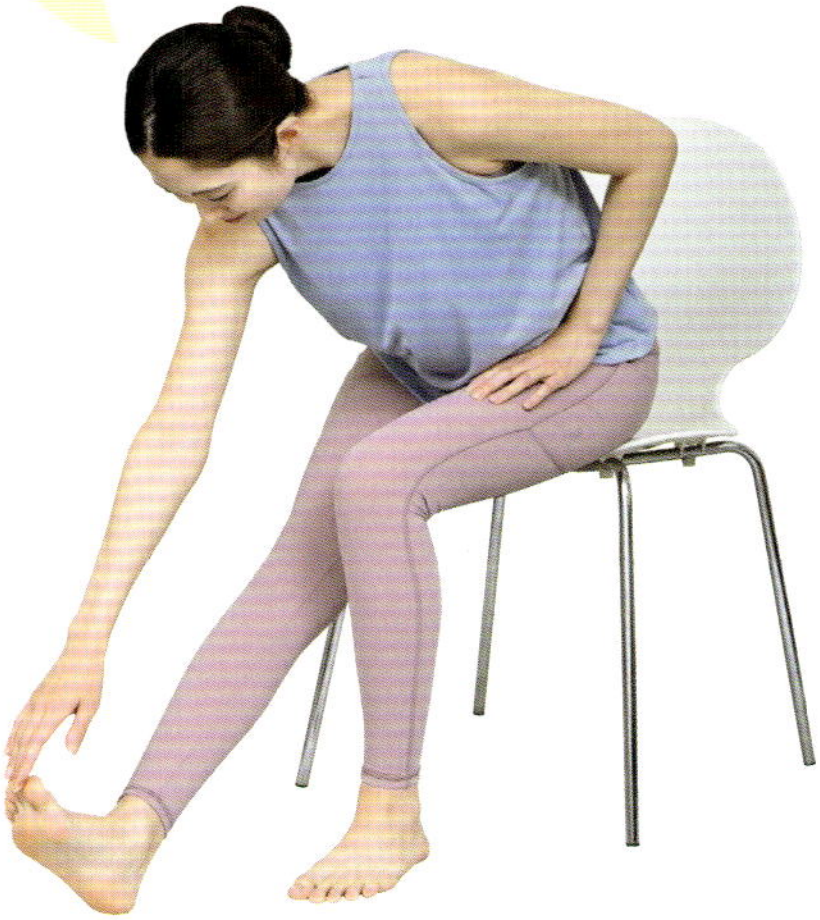

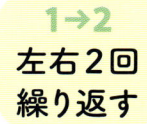

3

反対側も同じように伸ばす

【有酸素運動＋頭の体操❶】

座って足踏み

効果　持久力／筋力

リズミカルな足踏みで歩行に必要な力を目覚めさせます。

1

椅子に座り、両手で座面の縁を持つ

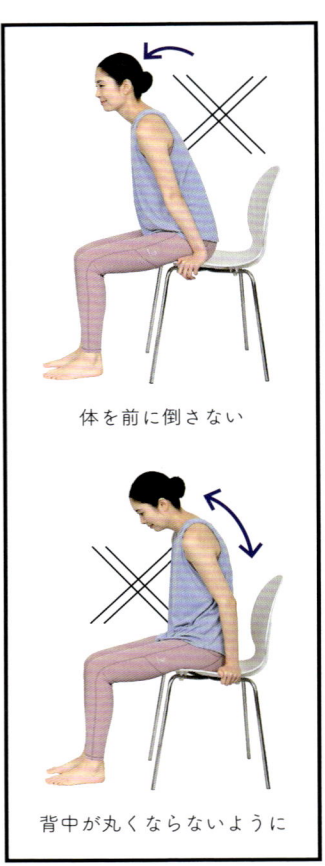

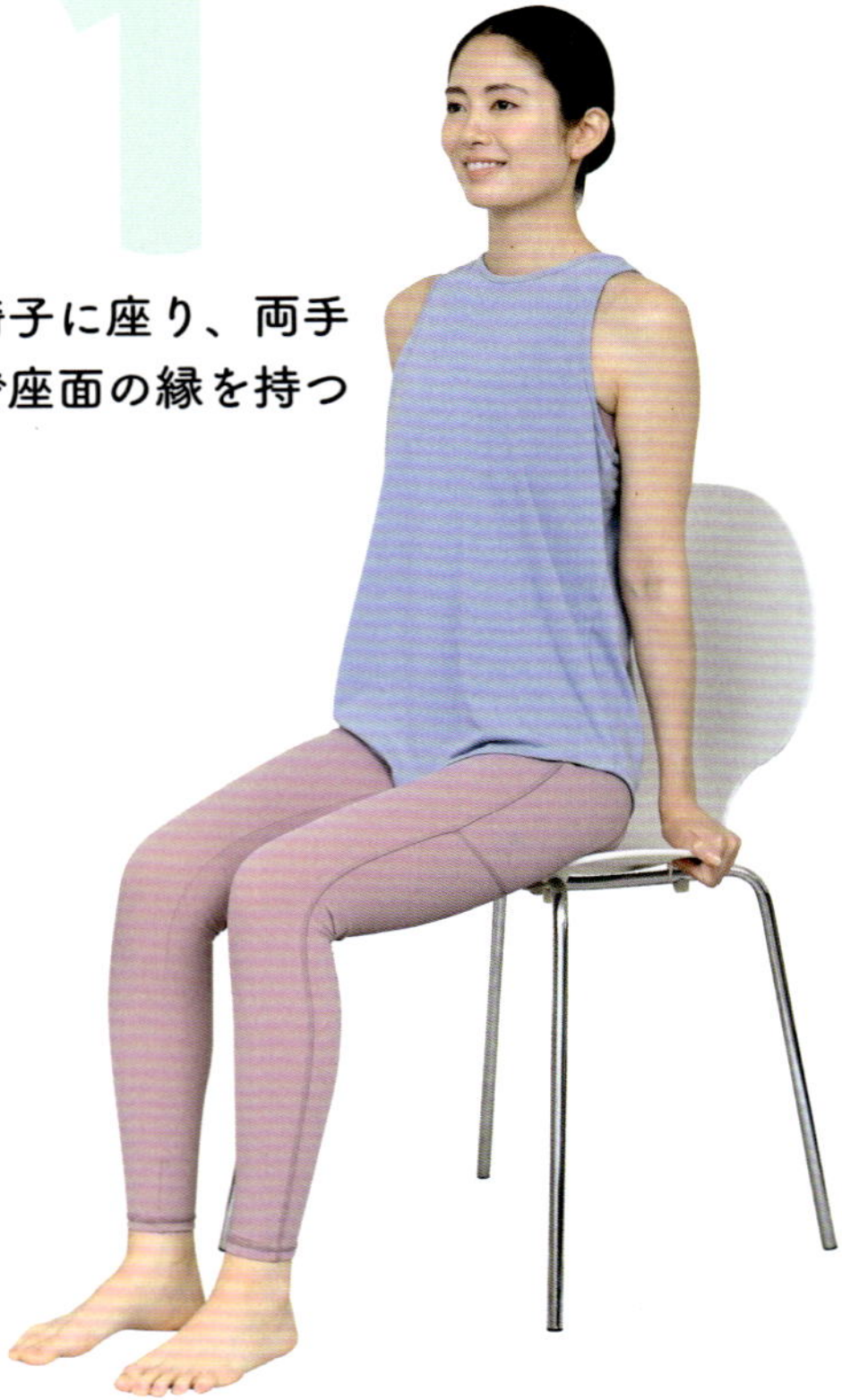

体を前に倒さない

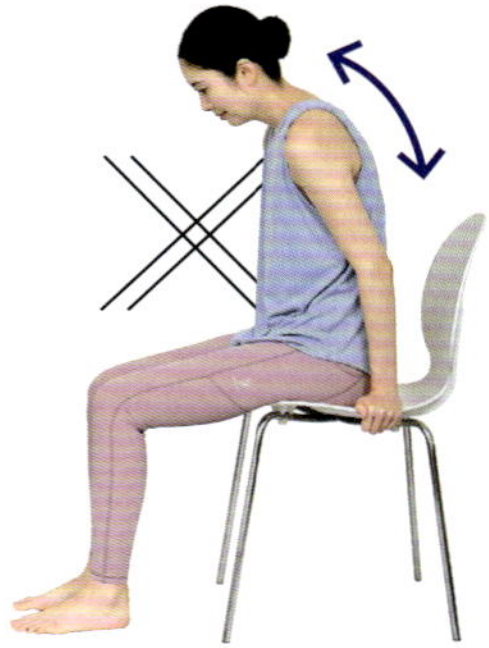

背中が丸くならないように

POINT

ここからは、筋肉に負荷をかける運動で日常生活に必要な筋力や持久力を鍛えていきます。足踏みは1秒で2回が目安ですが、難しい人は30秒足踏みをするだけでOKです。

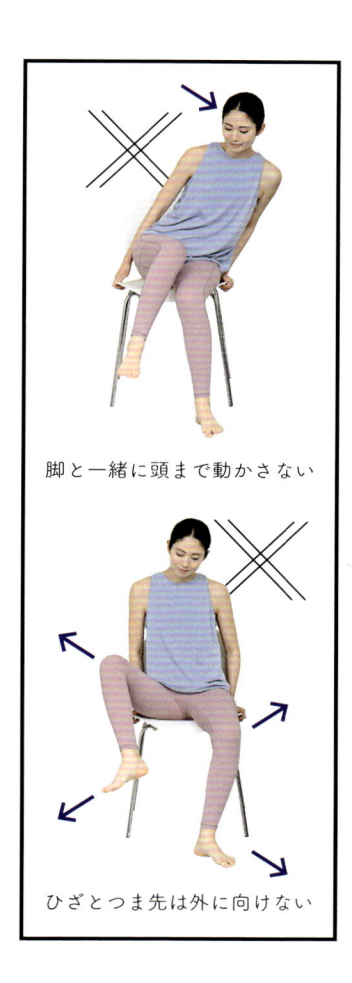

脚と一緒に頭まで動かさない

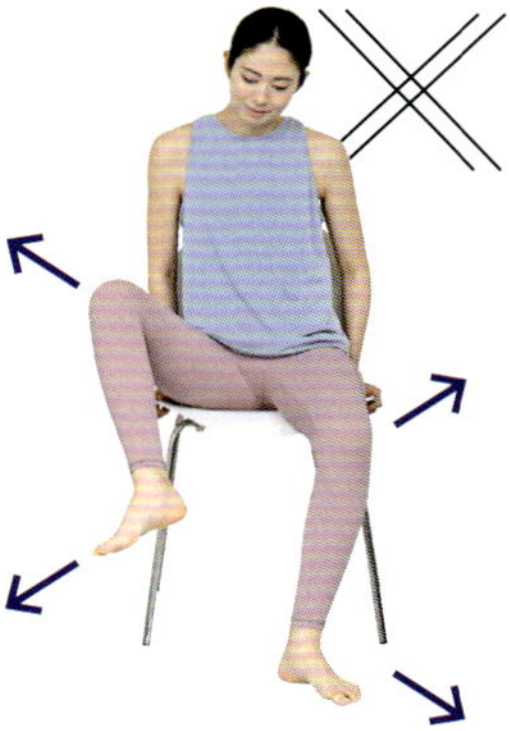

ひざとつま先は外に向けない

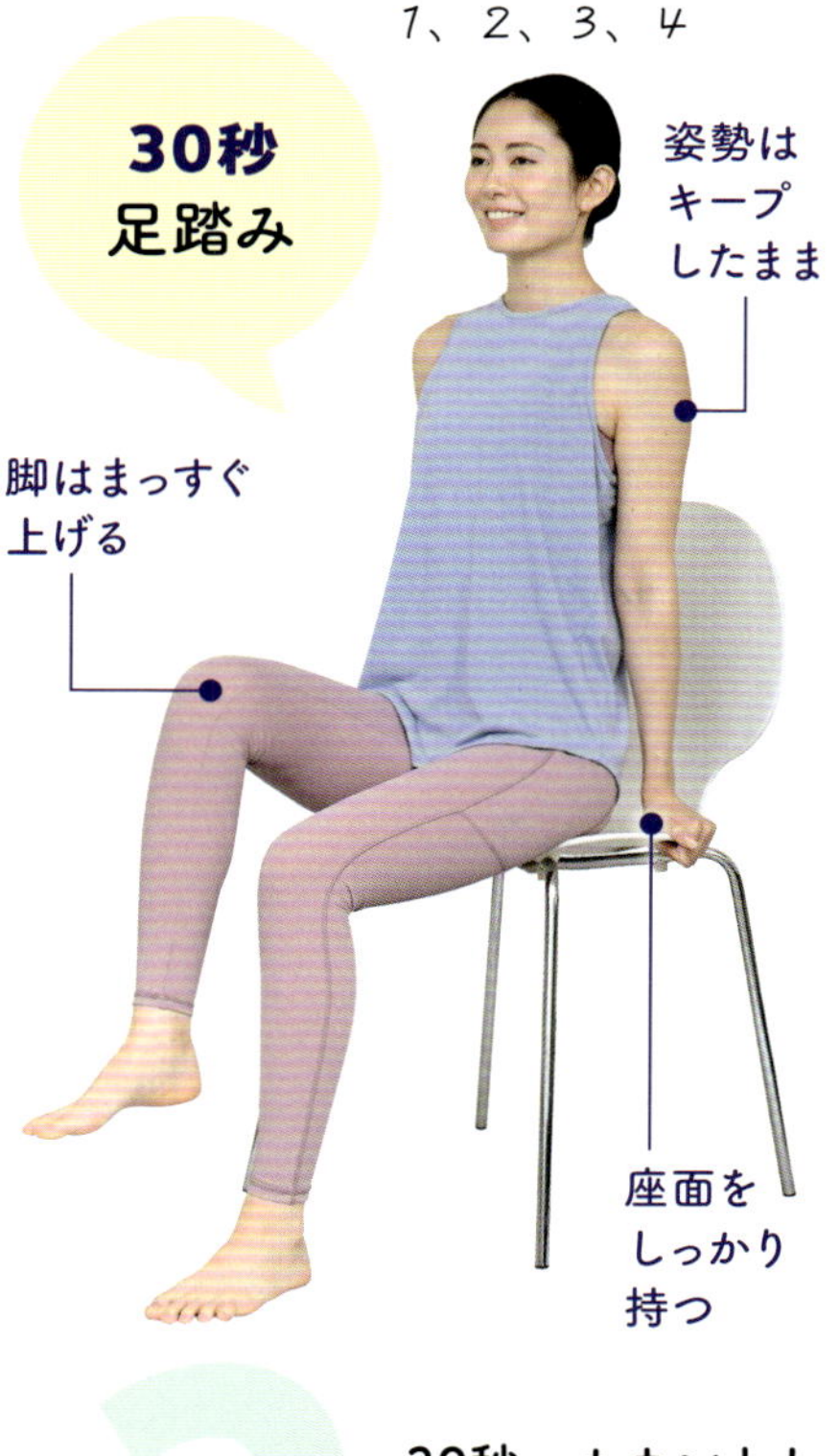

2

30秒、カウントしながらリズミカルに足踏みをする

【有酸素運動＋頭の体操❷】

立って足踏み

効果　持久力／筋力

リズミカルな足踏みで歩行に必要な持久力と筋力を高めます。

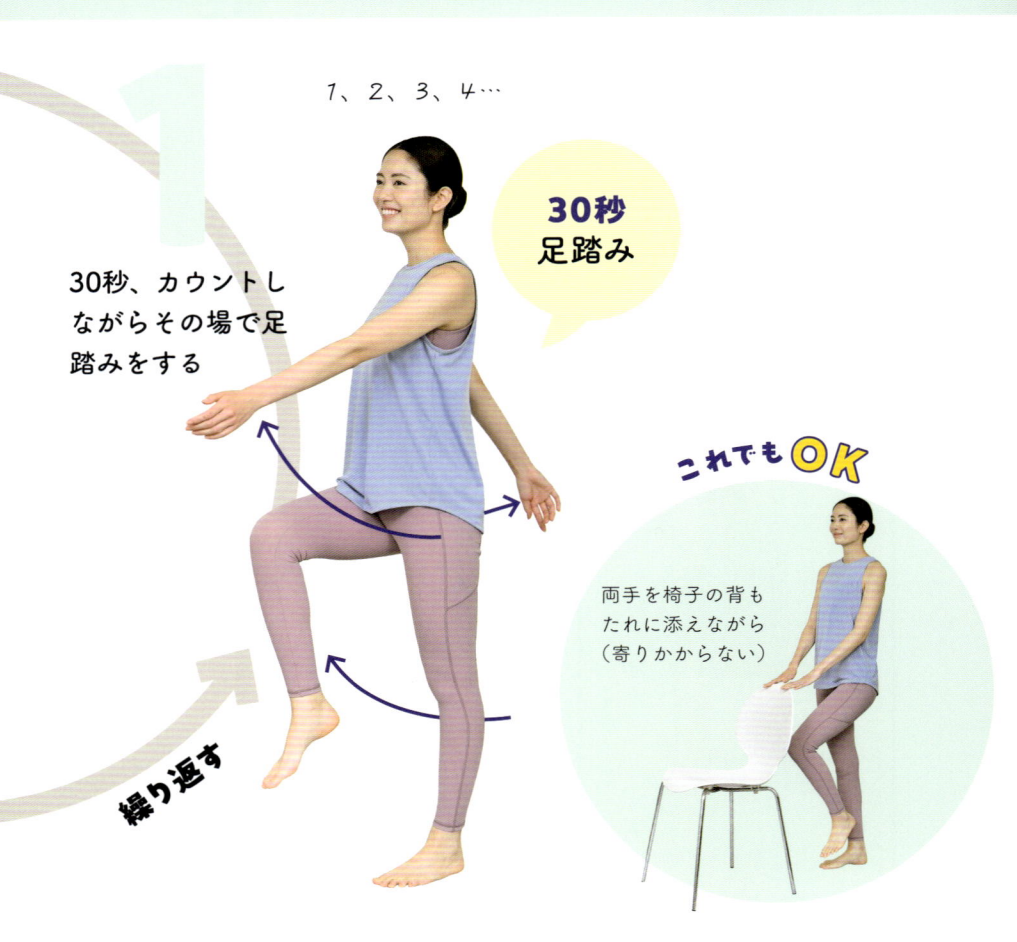

1

30秒、カウントしながらその場で足踏みをする

1、2、3、4…

30秒
足踏み

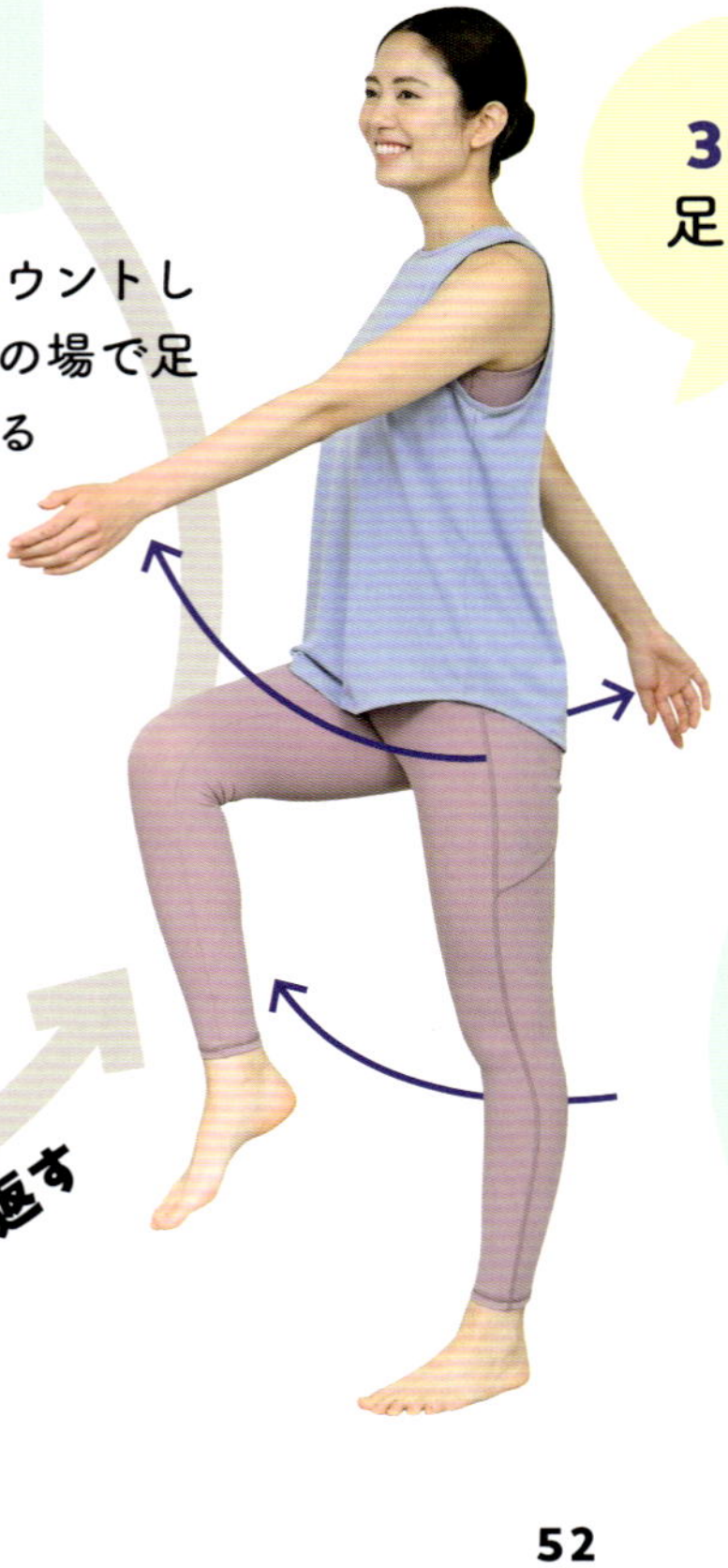

繰り返す

これでもOK

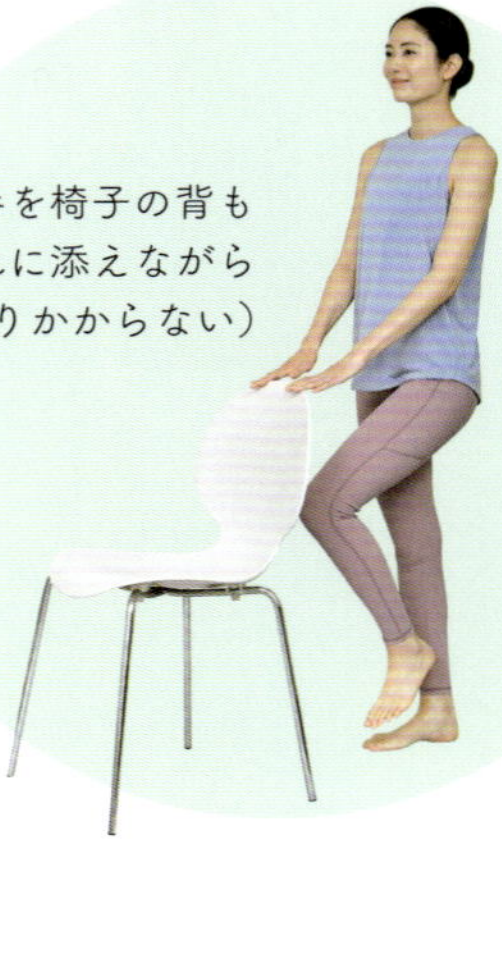

両手を椅子の背もたれに添えながら（寄りかからない）

【有酸素運動＋頭の体操❸】

片脚立ち

効果　筋力／バランス能力

バランス感覚を養う動きで歩行に必要な力を目覚めさせます。

順番

1 立って足踏み
↓
2 片脚立ち（右脚）
↓
1 立って足踏み
↓
2 片脚立ち（左脚）
↓
1 立って足踏み

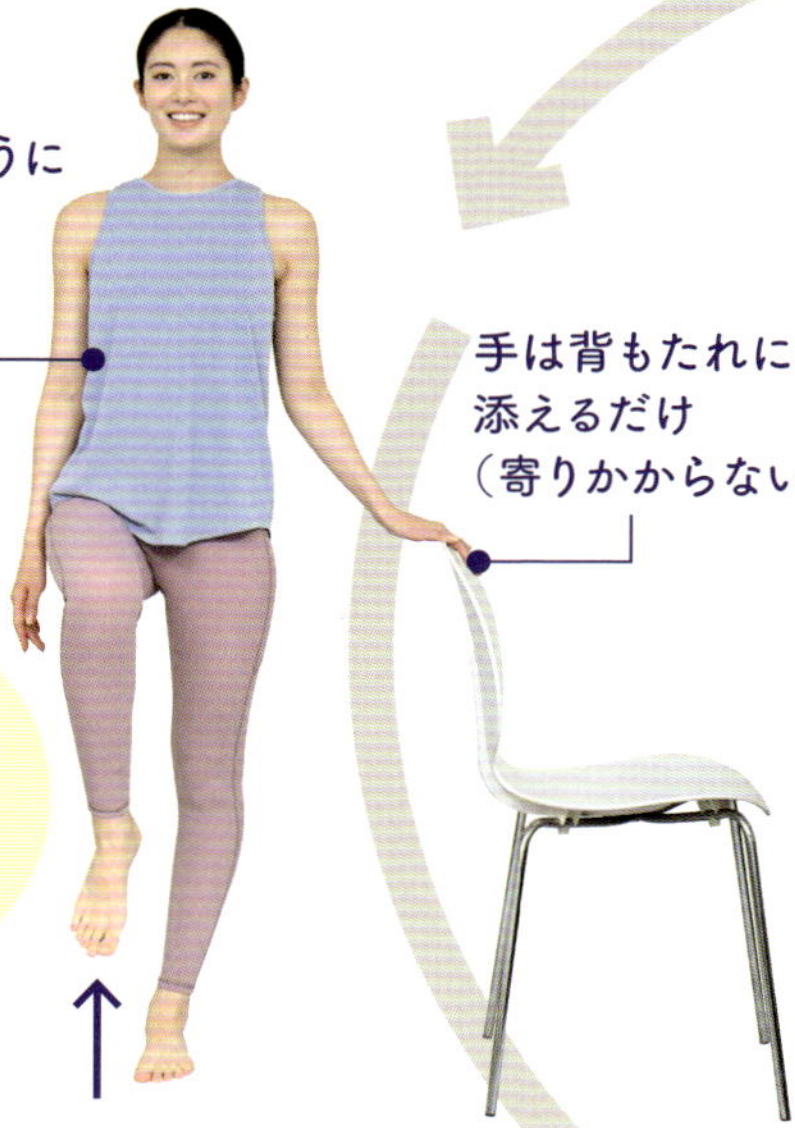
1、2、3、4…
背中は丸くならないように
30秒キープ（反対側も）

2

30秒、カウントしながら片脚で立つ（終わったら1に戻る）

これでもOK

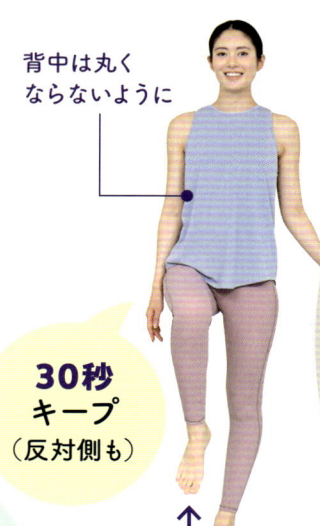

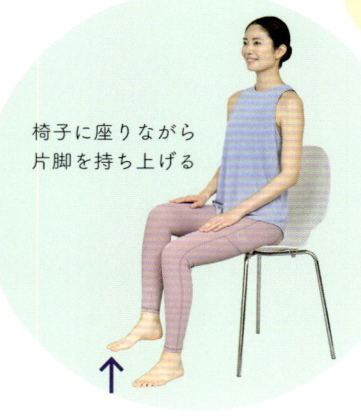

【有酸素運動＋頭の体操❹】

足踏み拍手

効果　持久力／認知機能

足踏みと拍手の二重課題運動で認知機能を目覚めさせます。

30秒
繰り返す

1

1、2、3、4…

カウントしながらその場で足踏みをする

2

5

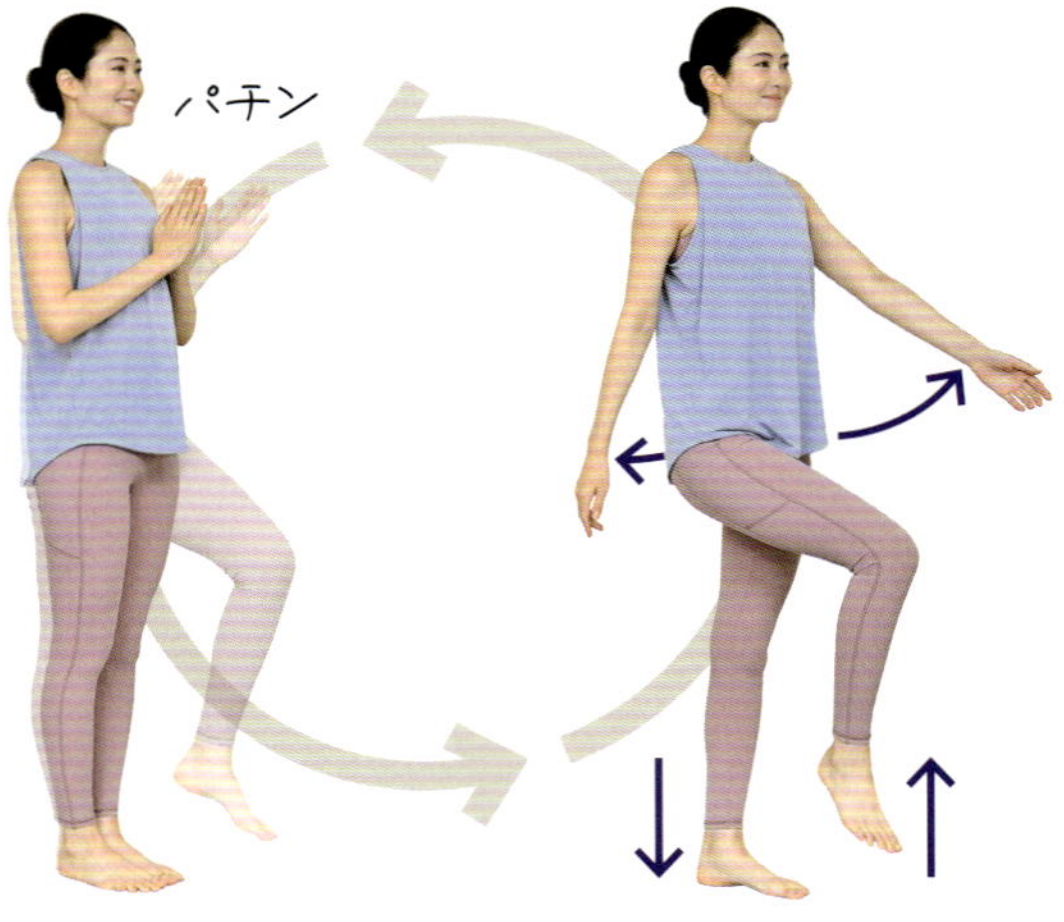

5の倍数（5、10、15、20、25、30）で手を叩く

これでもOK

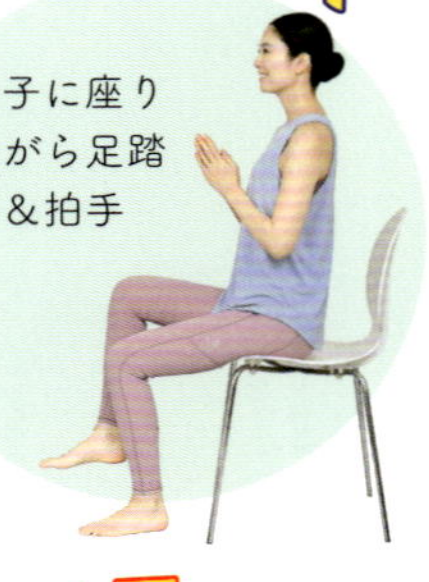

椅子に座りながら足踏み＆拍手

効果アップ

簡単にできる人は、足踏みをしながら3の倍数で手を叩く

【有酸素運動＋頭の体操❺】

楽しく歩く

効果 持久力／筋力

転ばぬ先の歩行練習。運動強度は歩幅とピッチで調節します。

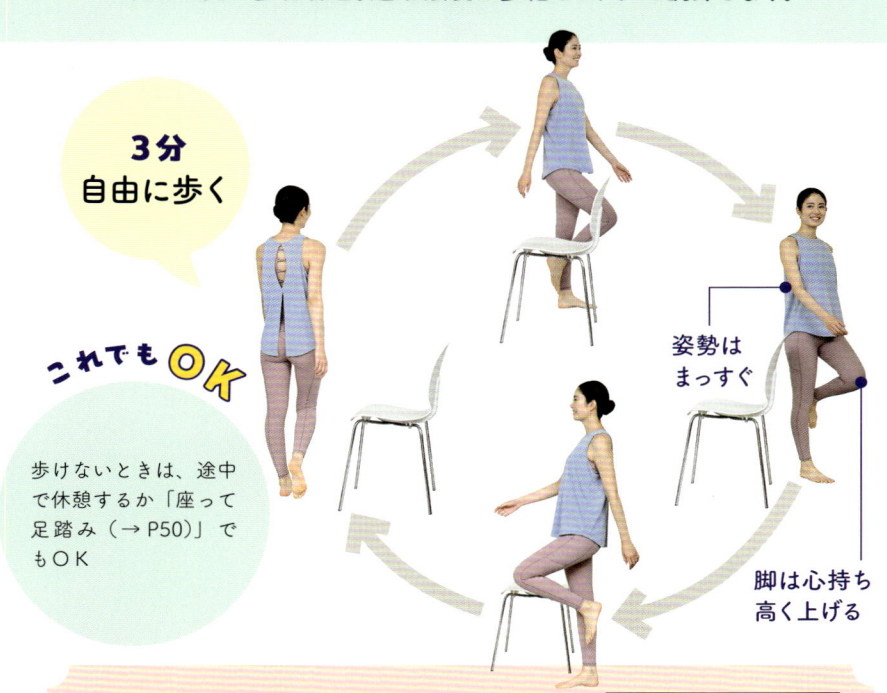

3分
自由に歩く

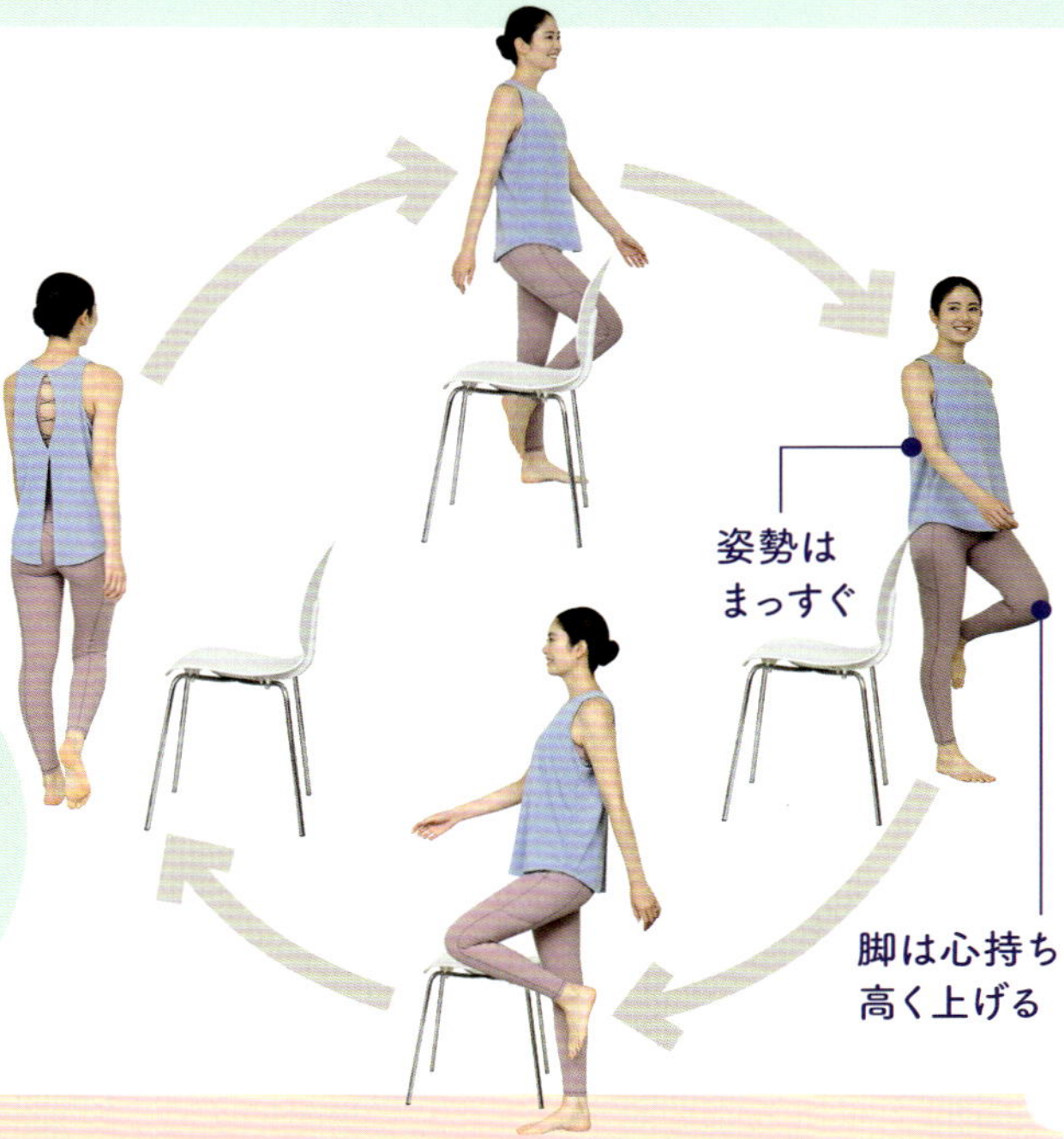

これでもOK

歩けないときは、途中で休憩するか「座って足踏み（→ P50）」でもOK

POINT

歩くときは腕をしっかり振って、歩幅を広くするように歩きましょう。脚の筋力が弱くなると1分間あたりの歩数が少なくなっていきます。1分間に100歩以上歩けることをめざしましょう。

	1分間の歩数
少ない	60歩
まずまず	80歩
すごい！	100歩

終わったら1分間休憩して、次のページの運動へ

【筋力体操＋頭の体操❶】

ひざ伸ばし

効果　筋力

日常動作に欠かせない太ももの筋力を強くします。

1

1、2、3、4

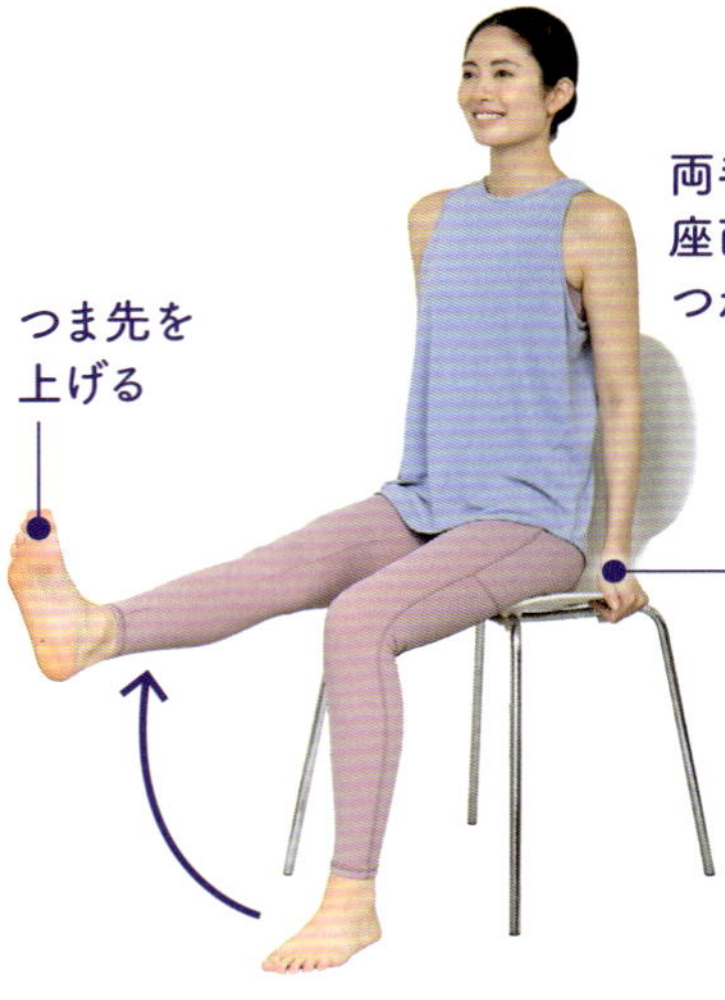

つま先を上げる
両手で座面の横をつかみながら

片脚を４までカウントしながらゆっくり上げる

2

5、6、7、8

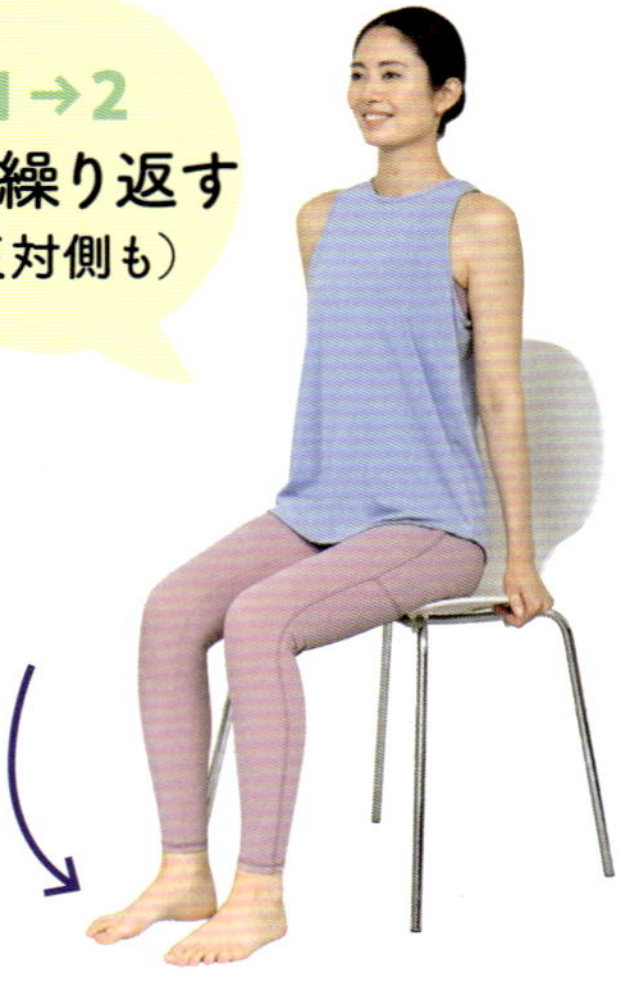

上げた脚を８までカウントしながらゆっくり下げる

1→2
5回繰り返す
（反対側も）

【筋力体操＋頭の体操❷】

椅子スクワット

効果 筋力

ひざに優しいスクワットで下半身全体を強くします。

1

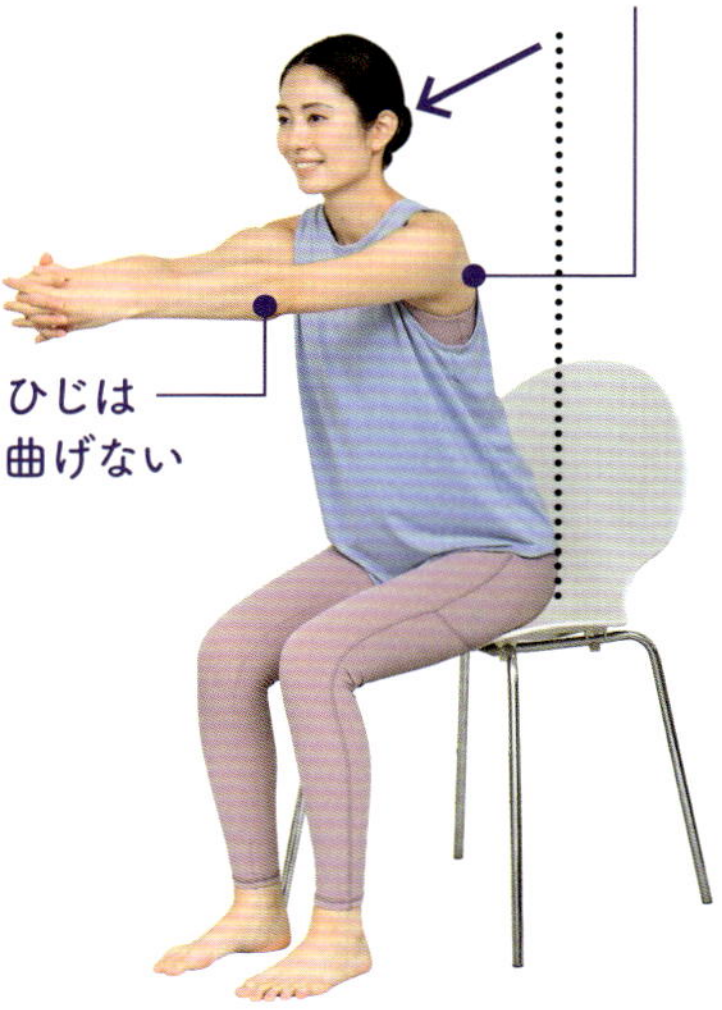
姿勢は
キープ
したまま
ひじは
曲げない

両手を肩の高さで組み、お腹と太ももを少しだけ近づける

2

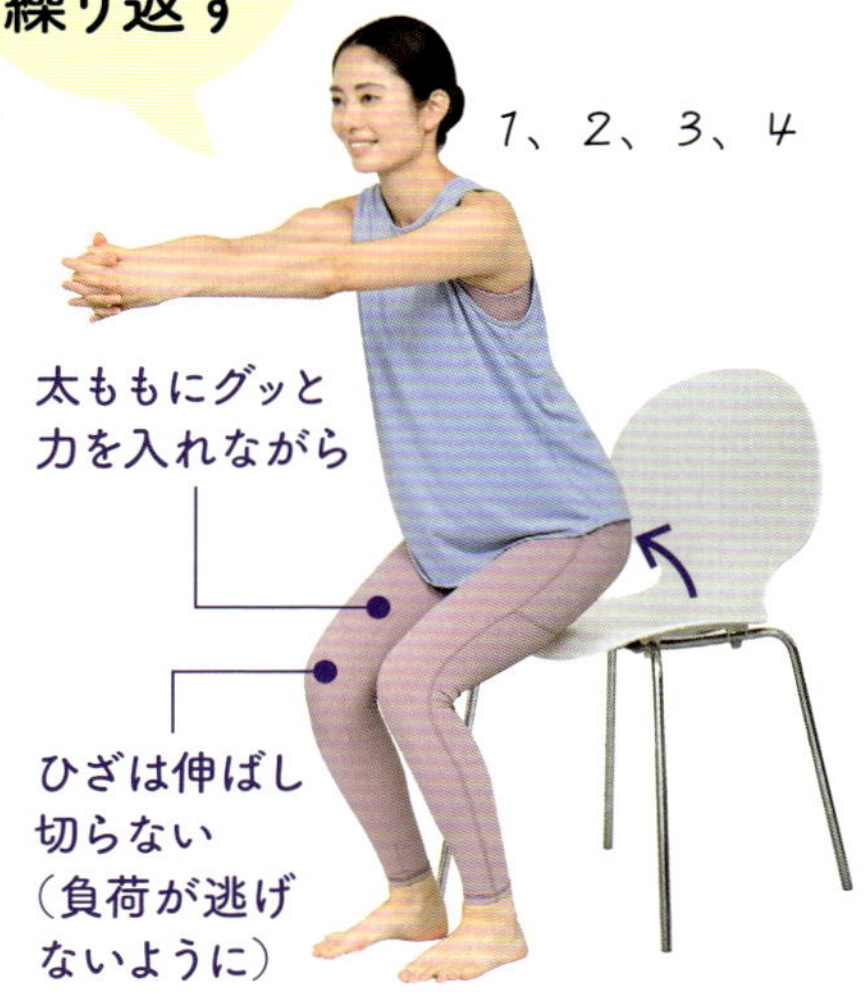
1、2、3、4
太ももにグッと
力を入れながら
ひざは伸ばし
切らない
（負荷が逃げ
ないように）

4カウントで少しだけお尻を浮かせ、8カウントで元の姿勢に戻る

1→2
3回
繰り返す

【筋力体操＋頭の体操❸】

つま先立ち

効果　筋力

ふくらはぎを鍛えて疲れにくい足をつくります。

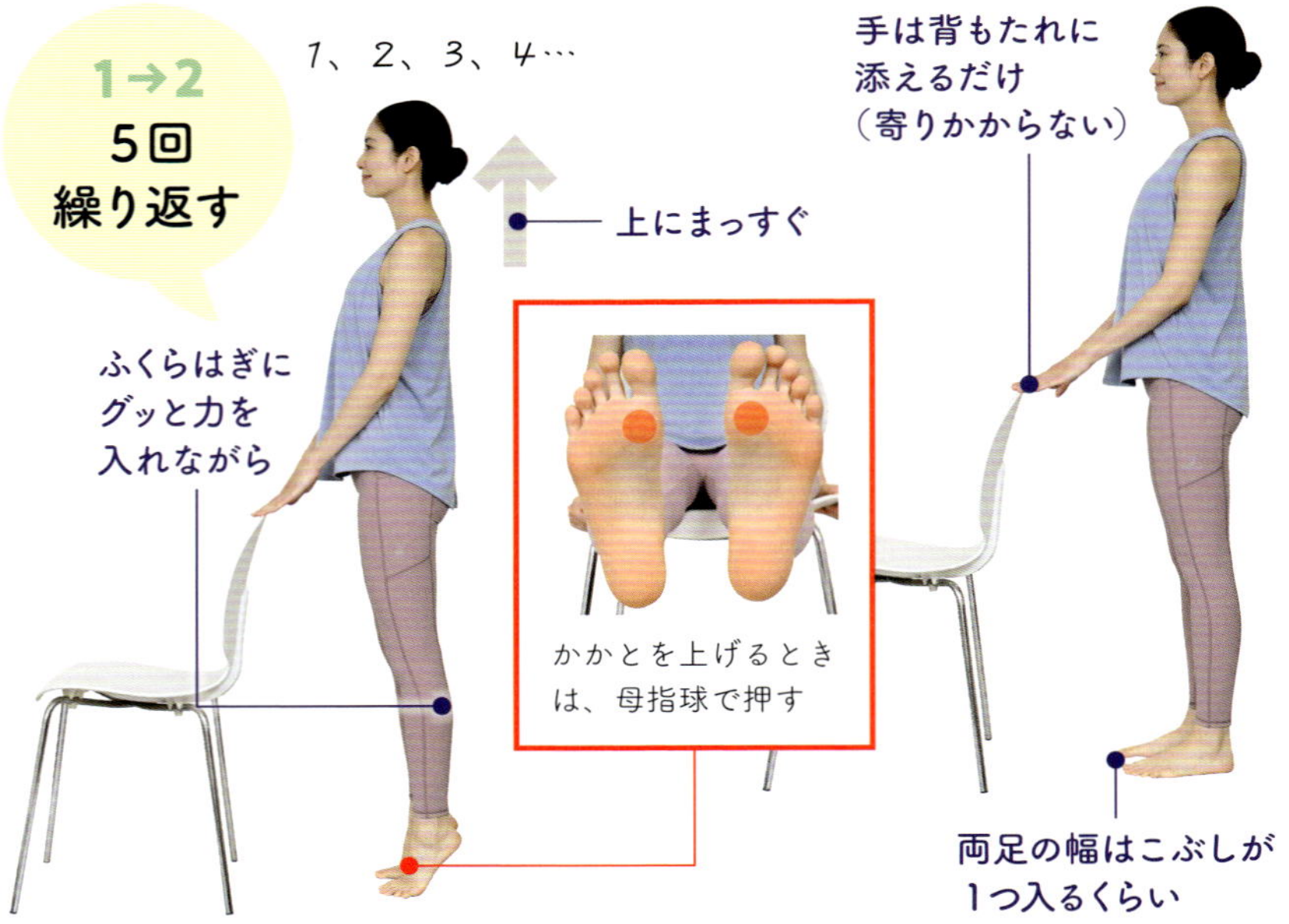

1 椅子の後ろでまっすぐ立つ

2 かかとを4カウントでゆっくり上げて、8カウントでゆっくり下げる

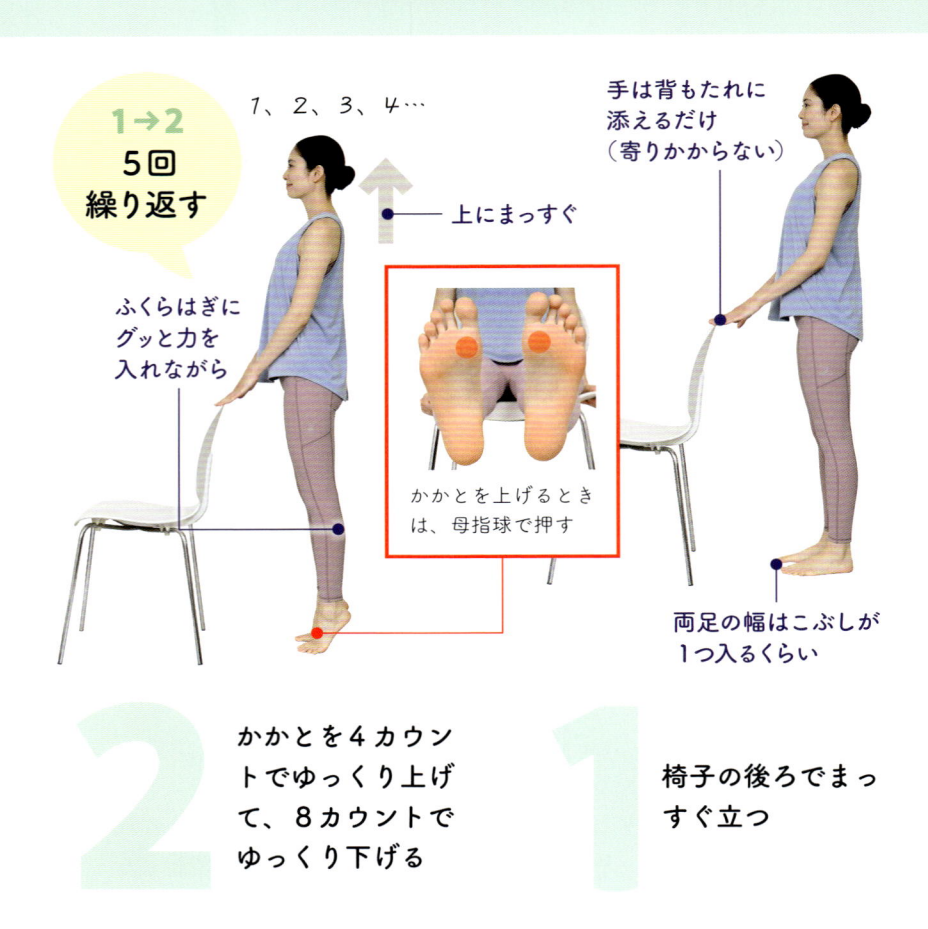

【筋力体操＋頭の体操④】

サイドステップ

効果 筋力／バランス能力

転倒予防に有効な脚と股関節周辺の筋トレです。

1→4
6回繰り返す
（12ステップ）

1、2、3、4…とカウントしながらリズミカルに左右のステップを繰り返す

1 右脚を上げてサイドに開いて

2 重心移動

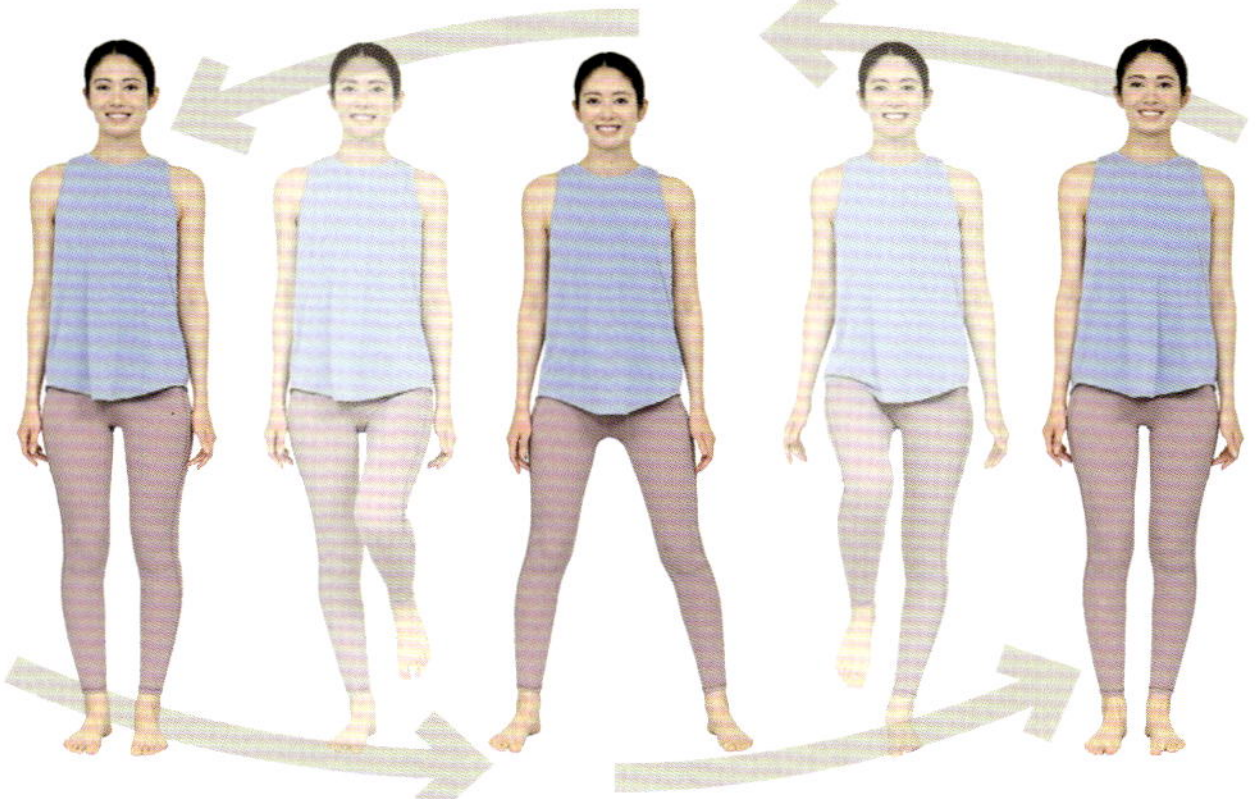

3 左脚を上げてサイドに開いて

4 重心移動

これでもOK

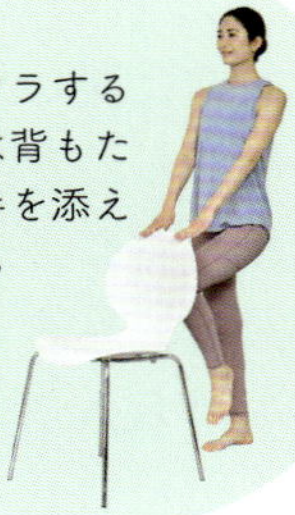

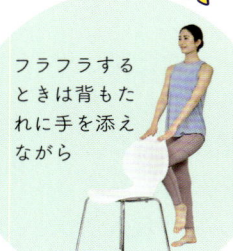

フラフラするときは背もたれに手を添えながら

足の動き方

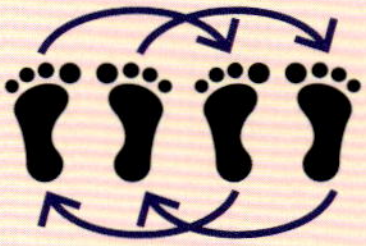

POINT

サイドに開く足の幅の広さと、ひざを上げる高さで運動強度が変化します。自分に合った強度でチャレンジしてみてください。

【筋力体操＋頭の体操❺】

足踏みグーパー 初級

効果　筋力／持久力／認知機能

二重課題運動で脳と筋肉のつながりを養います。

声に出して
足踏み
30歩

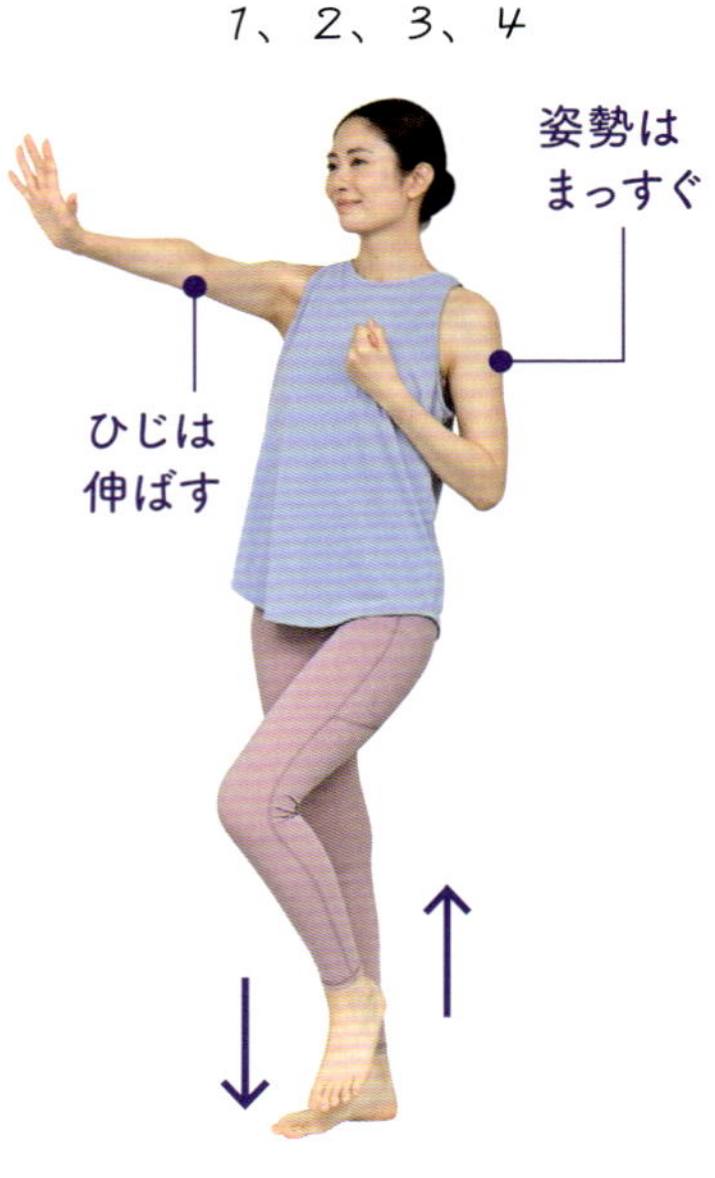
1、2、3、4
姿勢は
まっすぐ
ひじは
伸ばす

1

右手を前に開いて腕を伸ばし、左手を握って胸に当てた姿勢で、足踏みをしながらカウントする

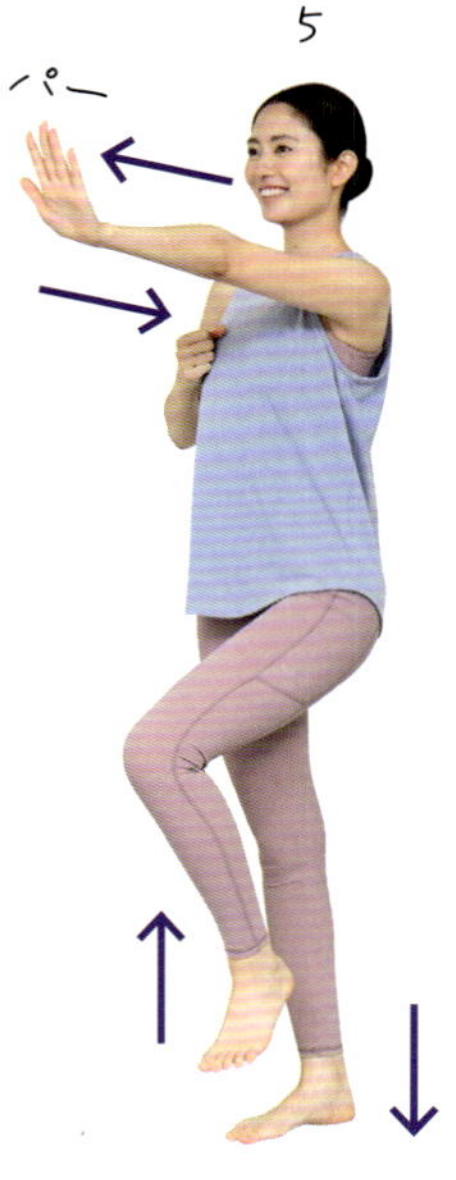
5
パー

2

足踏みとカウントを続けたまま、5の倍数（5、10、15、25、30）で、右手と左手を入れ替える

【筋力体操＋頭の体操❻】

足踏みグーパー 中級

効果 筋力／持久力／認知機能

脊髄反射に逆らう動きが脳と筋肉のつながりを強くします。

声に出して
足踏み
30歩

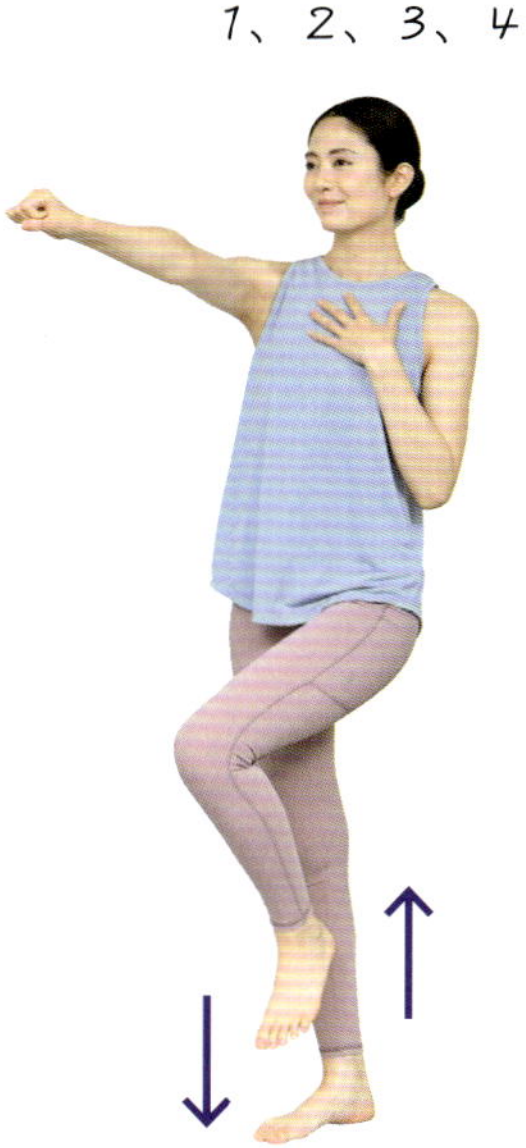

1

右手を前に握って腕を伸ばし、左手を開いて胸に当てた姿勢で、足踏みをしながらカウントする

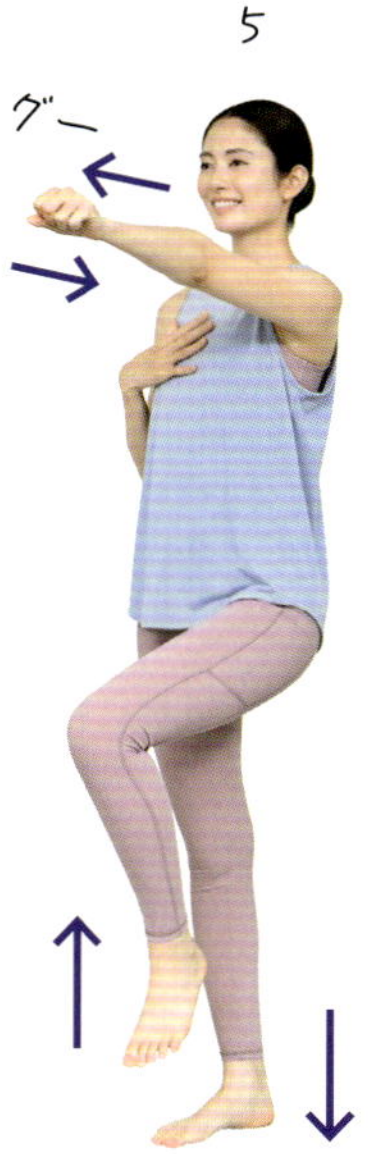

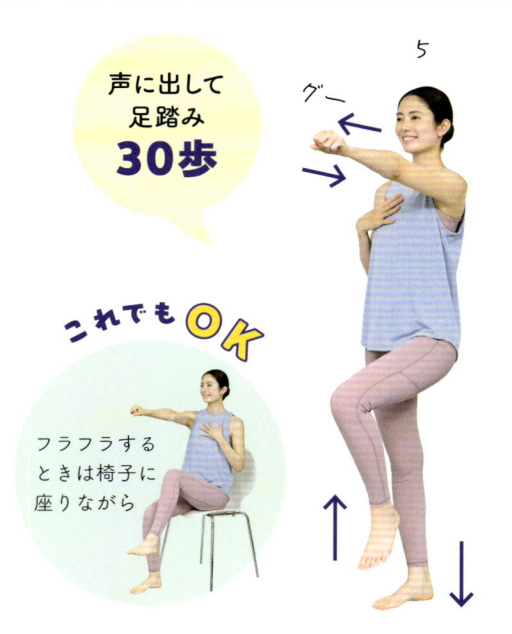

2

足踏みとカウントを続けたまま、5の倍数（5、10、15、25、30）で、右手と左手を入れ替える

これでもOK

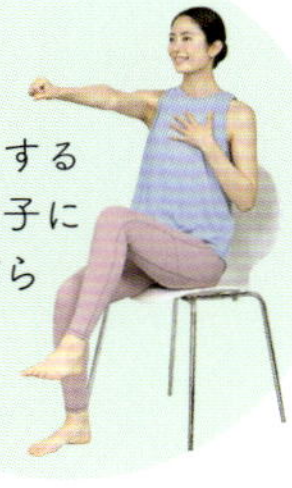

フラフラする
ときは椅子に
座りながら

【筋力体操＋頭の体操❼】

足踏みグーパー 上級

効果 筋力／持久力／認知機能

複雑な運動で脳と筋肉のつながりをさらに強くします。

1、2

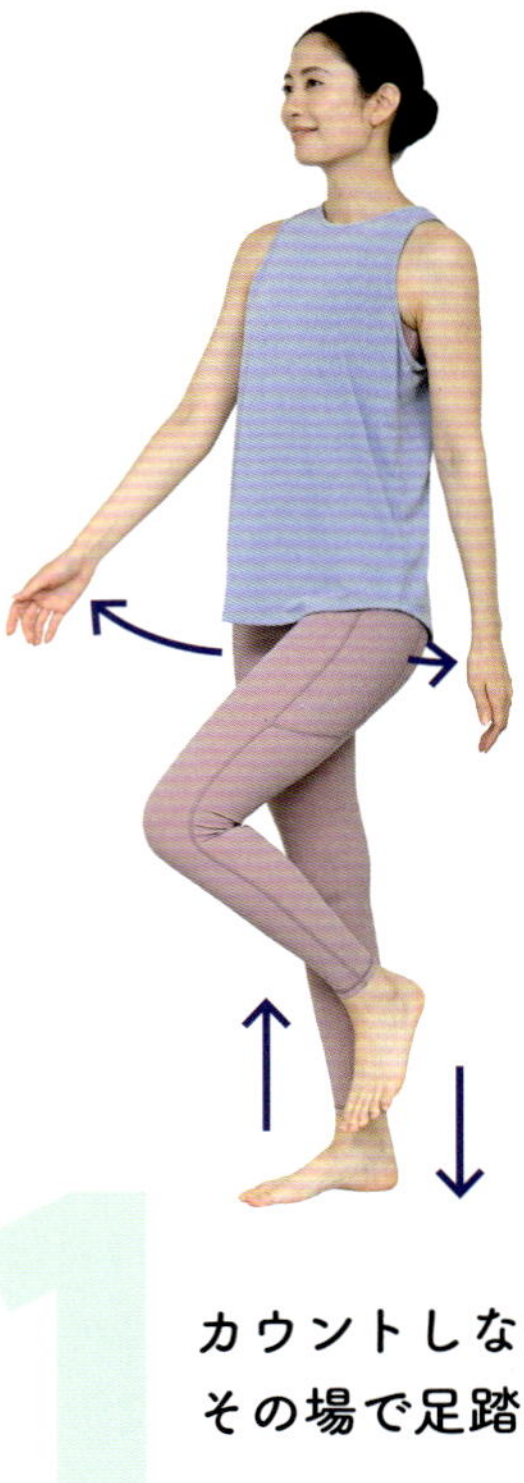

1

カウントしながら
その場で足踏み

3

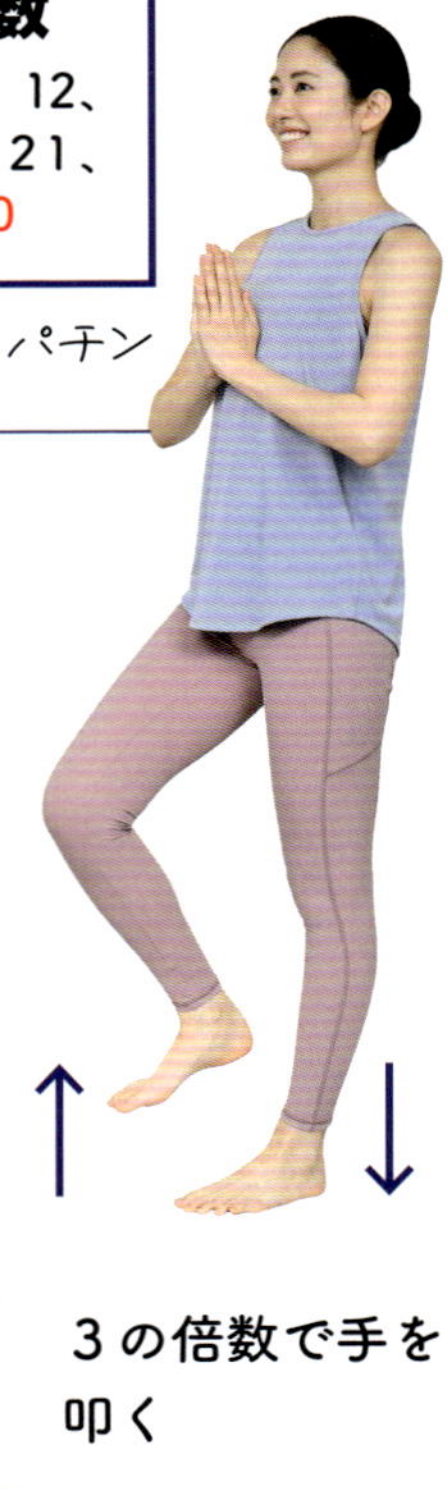

3の倍数

3、6、9、12、
15、18、21、
24、27、30

2

3の倍数で手を
叩く

POINT

2つ以上の事柄を同時に行う能力を養う二重課題運動の上級編。かなり難しい種目なので、うまくできなくても気にしないで、一定のリズムで続けることを心がけましょう。少しくらい間違えた方が脳の刺激になります。

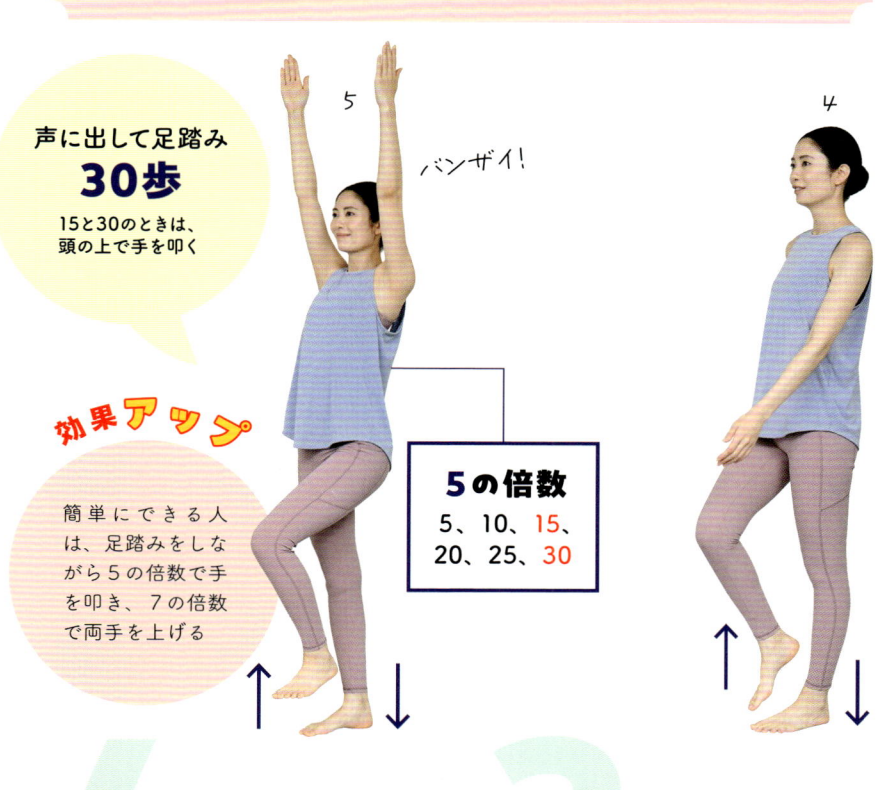

声に出して足踏み
30歩
15と30のときは、頭の上で手を叩く

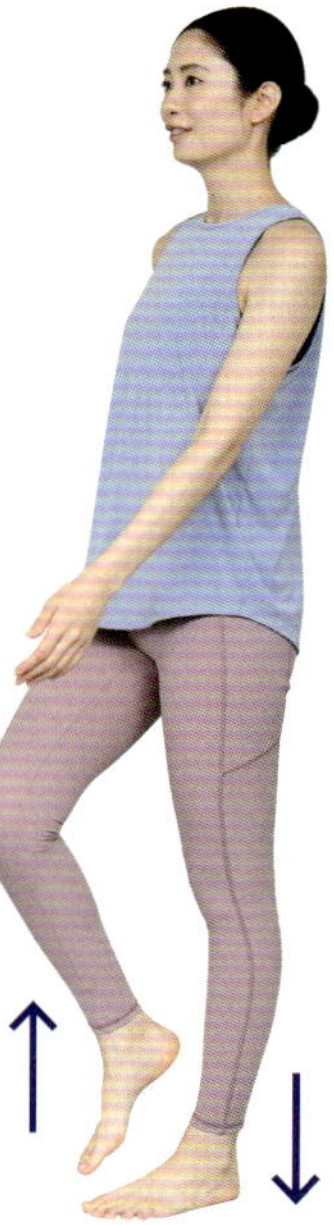

3
カウントと足踏みを続けながら

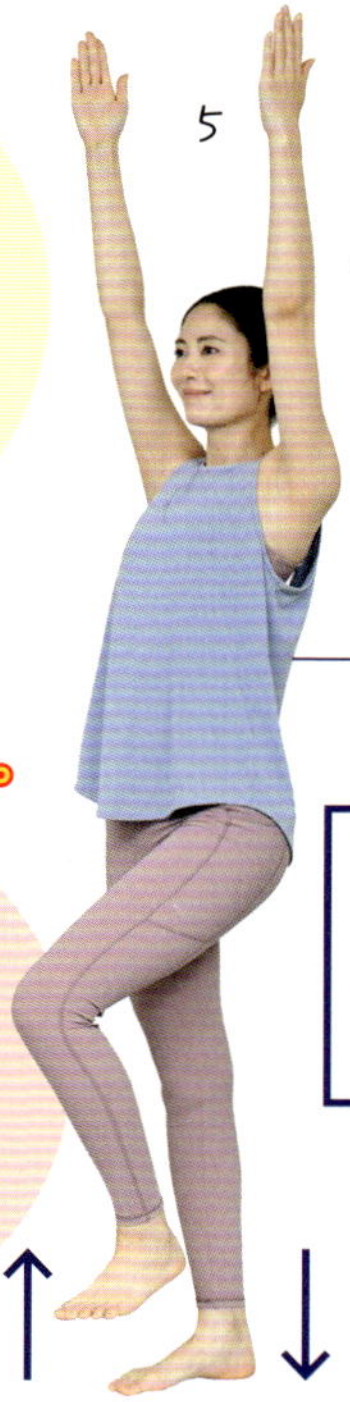

5の倍数
5、10、15、
20、25、30

4
5の倍数で両手を上げる

効果アップ
簡単にできる人は、足踏みをしながら5の倍数で手を叩き、7の倍数で両手を上げる

【脳と体のクールダウン】

整理体操

効果　リラックス

ゆったりした動きと呼吸で心身の調子を整えます。

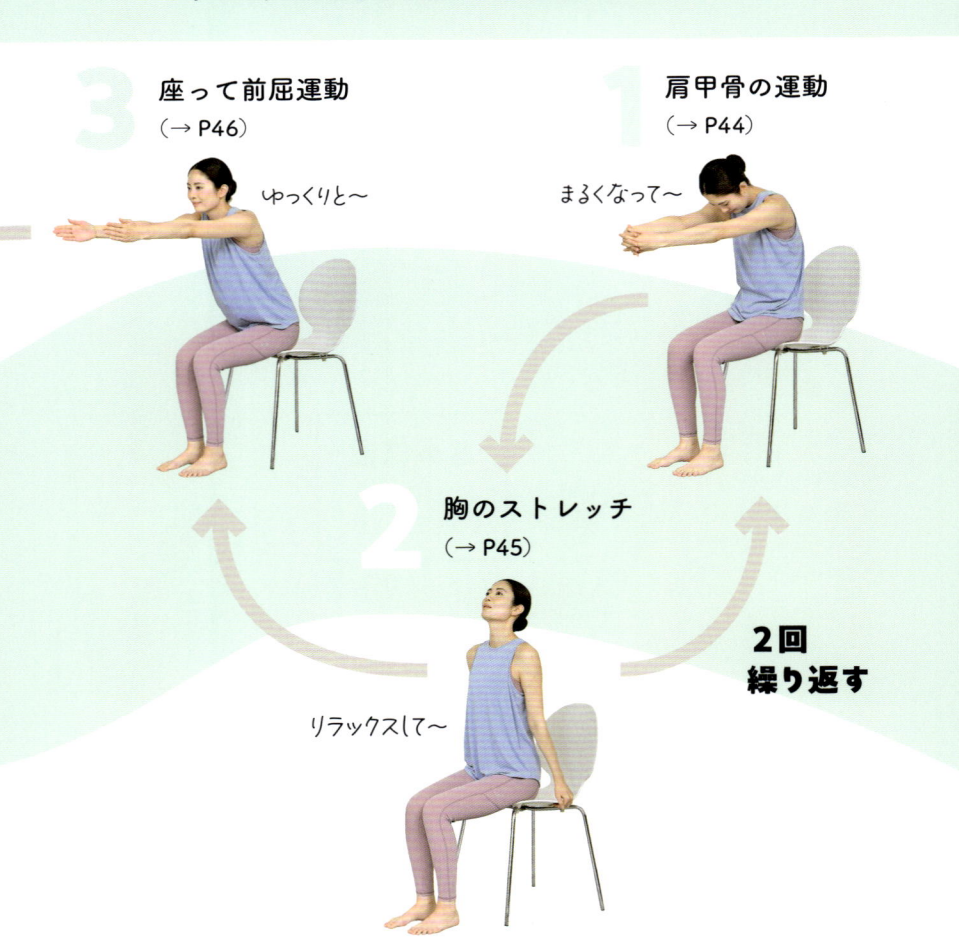

1 肩甲骨の運動

（→ P44）

2 胸のストレッチ

（→ P45）

3 座って前屈運動

（→ P46）

2回繰り返す

POINT

運動プログラムの最後に行う整理体操は、興奮した神経と筋肉を鎮静化して心拍数を整えることが目的。そのため、種目は準備運動（P42～49）と同じでも、呼吸や動作は「しっかり」より「ゆったり」を意識します。

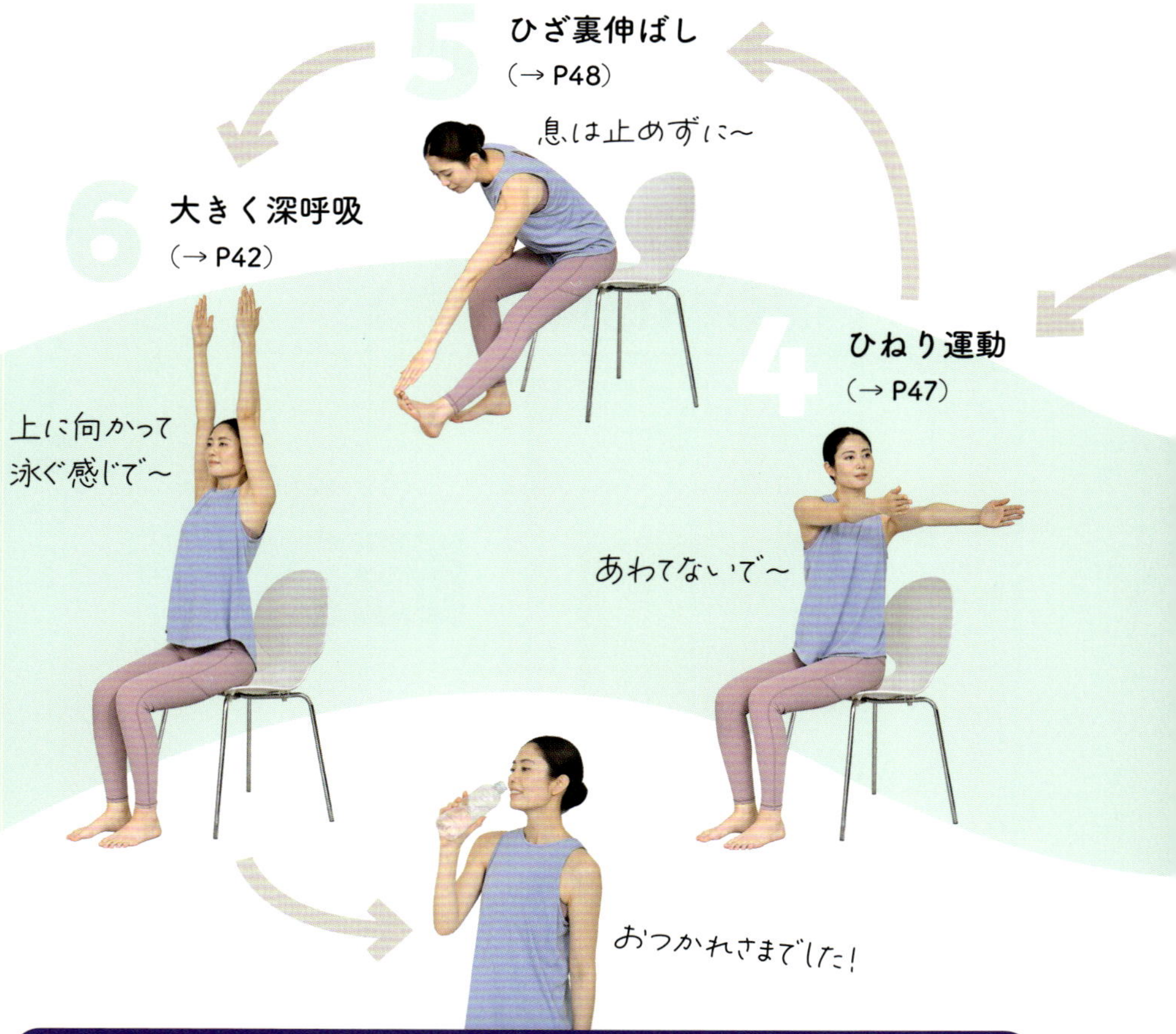
4
ひねり運動
（→ P47）
あわてないで～
5
ひざ裏伸ばし
（→ P48）
息は止めずに～
6
大きく深呼吸
（→ P42）
上に向かって
泳ぐ感じで～
おつかれさまでした！

のどが渇いてなくても水分を補給して、20分休憩しましょう。次は知的活動プログラムです。

COLUMN

「とっとり方式」だけじゃない！ マルチドメイン介入

「とっとり方式認知症予防プログラム」は、運動、知的活動、コミュニケーション、座学を組み合わせた「マルチドメイン介入」の効果を科学的に明らかにした国内初のプログラムであることを冒頭で説明しました。ところで、この**マルチドメイン介入による認知症予防の取り組みは、今や世界中の専門機関で行われている**のをご存じでしょうか。大規模な介入研究

大規模なエビデンス FINGER《フィンガー》研究（フィンランド 2015年）※

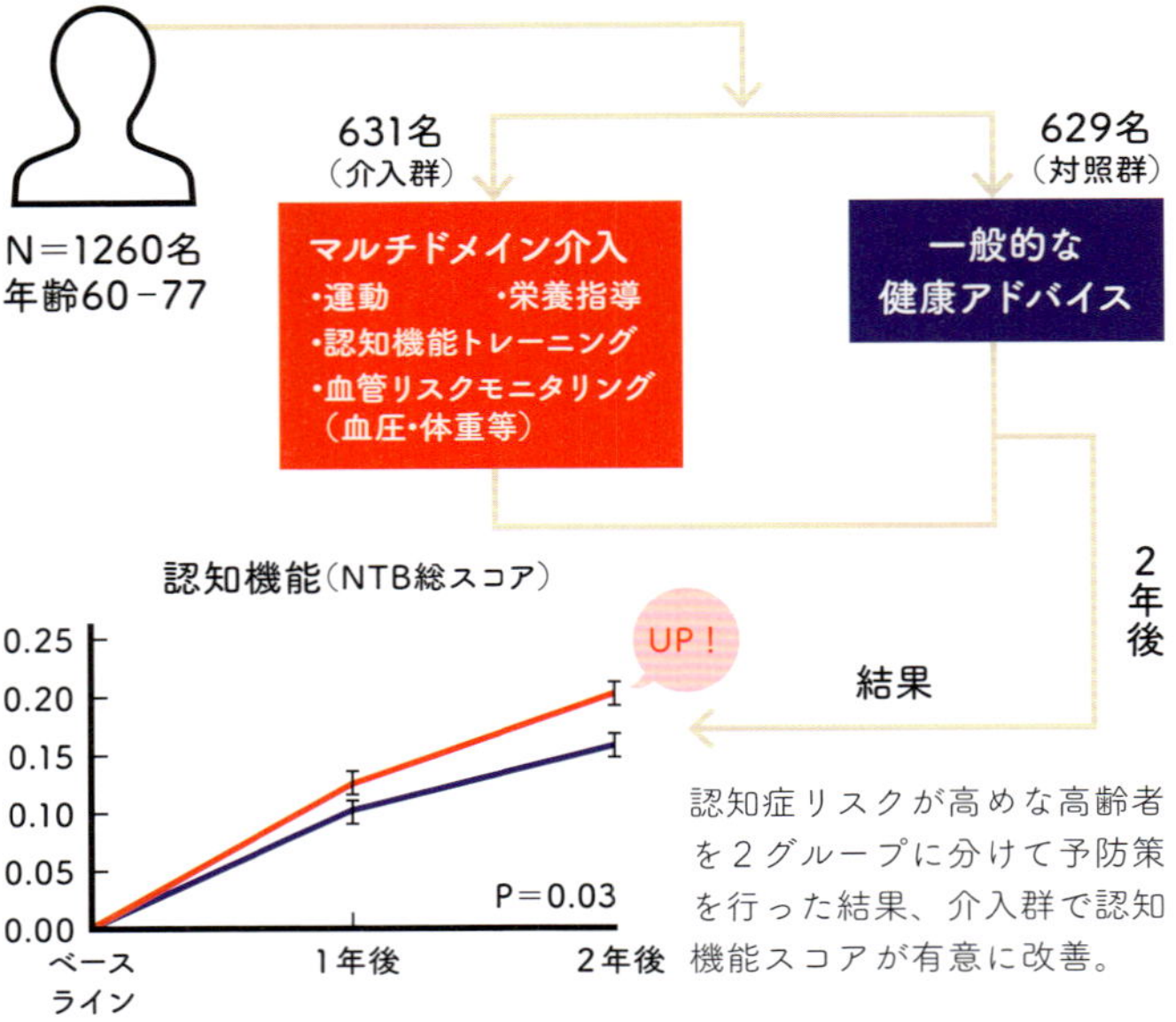

認知症リスクが高めな高齢者を2グループに分けて予防策を行った結果、介入群で認知機能スコアが有意に改善。

では2015年より行われているフィンランドの「FINGER研究」が有名です。また、一般診療所の患者3526名を対象に、マルチドメイン介入の効果を示したpreDIVA《プレディーバ》研究（オランダ）なども知られています。日本でも、2019年から国立長寿研究医療センターが進める多因子介入プログラム（J《ジェイ》-MINT《ミント》）があり、近年その有効性を示して話題になりました。世界60カ国以上の専門機関で介入試験やそのデータ共有などが行われています。

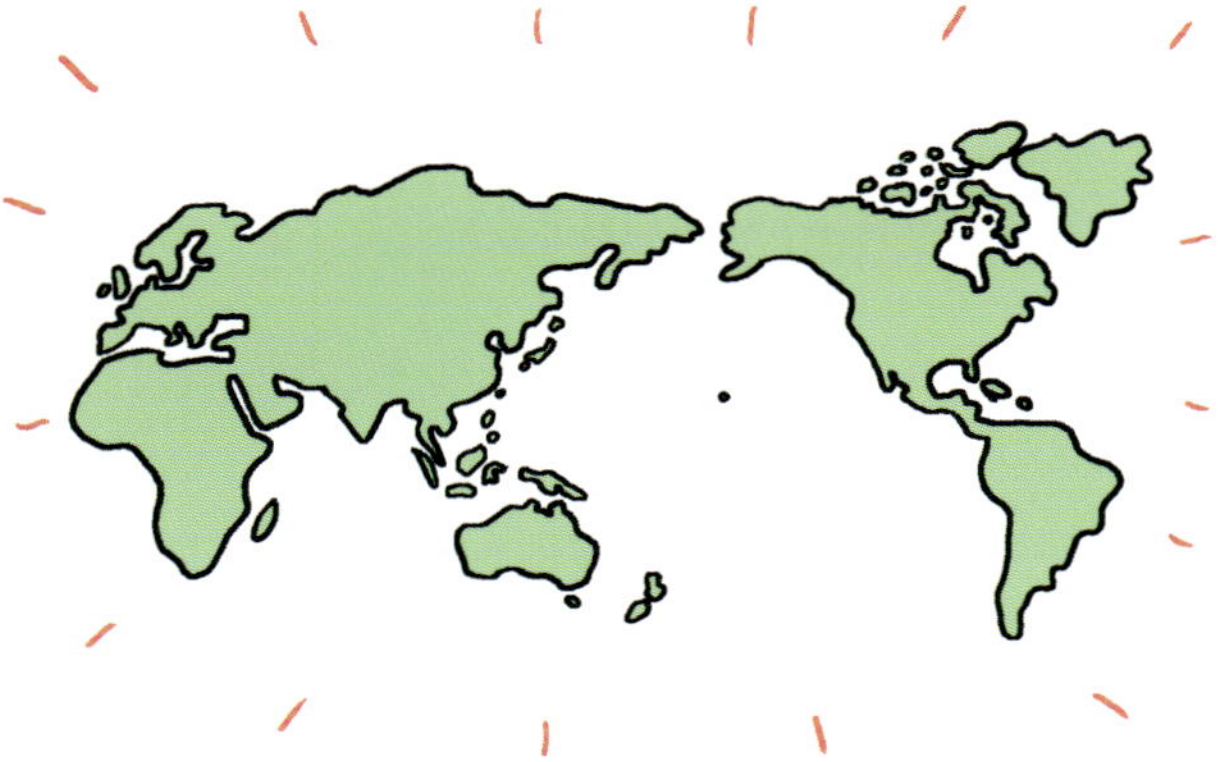

世界で広がるマルチドメイン介入研究

◉フィンランド	◉スペイン	◉マレーシア	◉韓国
◉アメリカ	◉インド	◉ヨーロッパ	◉台湾
◉オーストラリア	◉日本	◉中国	
◉アイルランド	◉南アメリカ	◉シンガポール	など、60ヵ国以上（2024年時点）

※ Ngandu T et al. A 2 year multidomain intervention of diet, exercise, cognitive training, and vascular risk monitoring versus control to prevent cognitive decline in at-risk elderly people(FINGER): a randomised controlled trial. Lancet. ;385(9984): 2255-63, 2015を参考に作成。

COLUMN

科学的にわかった！ 予防教室の効果

2011年に鳥取県内の9つの地区の教室で評価を行ったところ、効果がみられました。MSP-1000（認知機能検査）のスコアは7つの地区で予防教室の開始前に比べ終了時には増加し、また、TDAS（タッチパネル式認知機能検査）では、8つの地区で教室開始前に比べ改善していました。さらに参加者の主観的評価として91%が「教室はとても楽しかった」と回答。この結果から、運動や知的活動に加えて、楽しみながら参加することも大事な要素であることが分かりました。

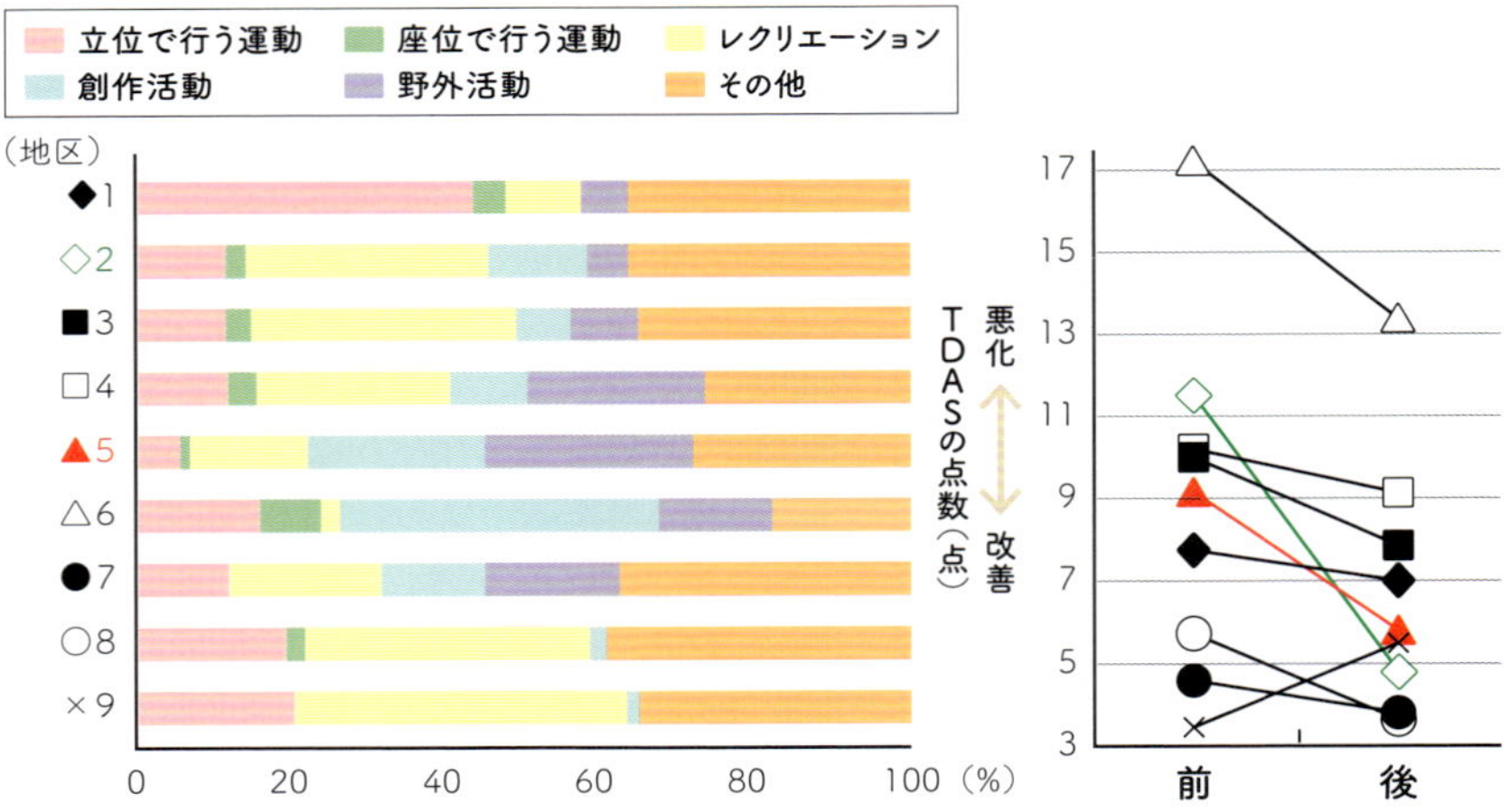

鳥取県の９つの地区の認知症予防教室を対象に授業前後の認知機能のスコアを調べた結果。全体的に改善傾向がみられたが、第２地区と第５地区で特に有意な改善が見られた。

※ Ito Y, Urakami K. Evaluation of dementia-prevention classes for community-dwelling older adults with mild cognitive impairment. Psychogeriatrics. ;12(1): 3-10, 2012を参考に作成。

知的活動プログラムの進め方

脳の機能のなかで、運動や感覚、生命維持を司る機能とは異なる高いレベルの認知機能を「高次脳機能」といいます。本書の知的活動プログラムでは8つの脳機能をテーマに、楽しみながら取り組める課題を用意しました。運動プログラムと組み合わせて行いましょう。

ポイントは3つ

1. 運動プログラムのあとでやる
2. 1日に1〜2つの課題を解く
3. 「鍛え方レベル」を変えてみる

鍛え方のレベル（例）

カードを覚える時間

1分	★★★★
1分〜3分	★★
3分以上	★

問題の内容が難しすぎたり、反対に簡単そうだったりするときは「鍛え方レベル」を参考に、自分で難易度を調整します。（★の数が多いほど高難度）

一度解いた問題も時間を置いて繰り返すことで、だんだん早く解けるようになっていきます。脳細胞が使われているのを実感しながら楽しんでチャレンジしましょう。

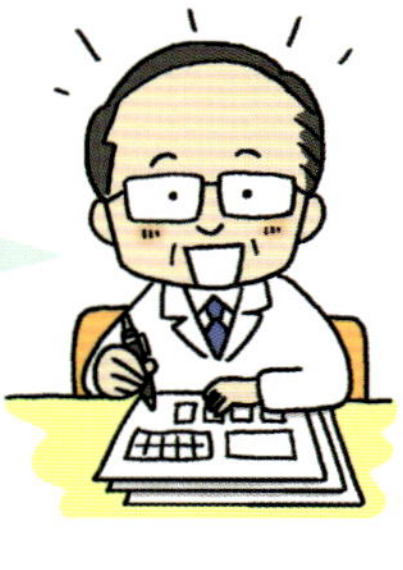

1 近時記憶力

ついさっきを思い出す
脳のメモ力が大事!

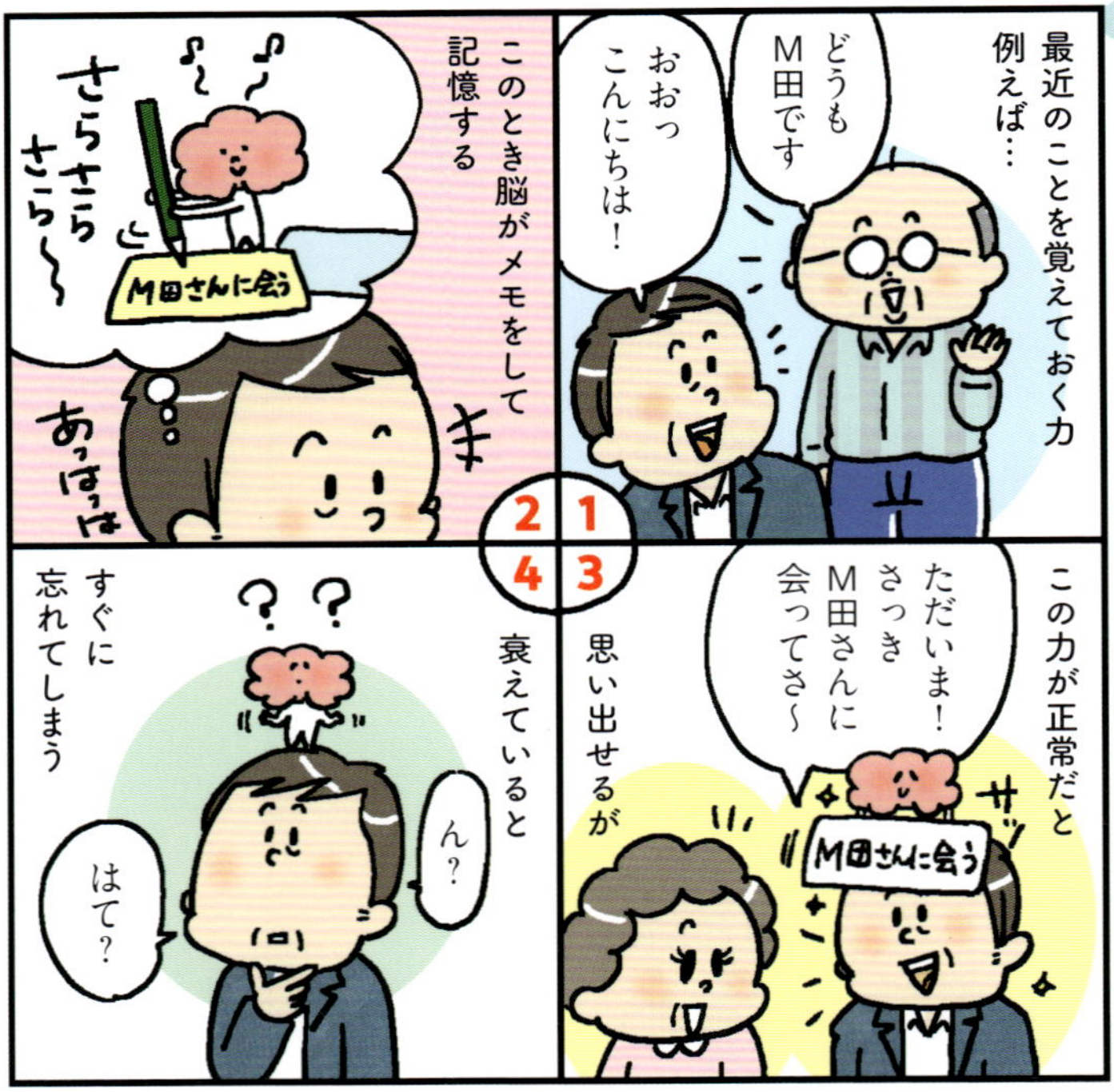
1
最近のことを覚えておく力
例えば…
どうも
M田です
おおっ
こんにちは!
2
このとき脳がメモをして
記憶する
さらさら
さらさら~
M田さんに会う
あっはっは
3
この力が正常だと
ただいま!
さっき
M田さんに
会ってさ~
サッ
M田さんに会う
思い出せるが
4
衰えていると
ん?
はて?
すぐに
忘れてしまう

近時記憶力は、あることを記憶し、そのことを意識しないようになったあとでまた思い出す能力のことです。この能力が低下すると、最近覚えたことを忘れることが目立ってきます。さっき聞いたばかりなのに忘れてしまうということもあります。

近時記憶力を鍛えるには記憶力を使うゲームがおすすめです。トランプの「神経衰弱」など身近なものですぐにできます。

近時記憶力アップ

メモライズ

まずはカードの順番と絵柄を制限時間内に覚えます。
覚えたら次のページの問題に進みましょう。

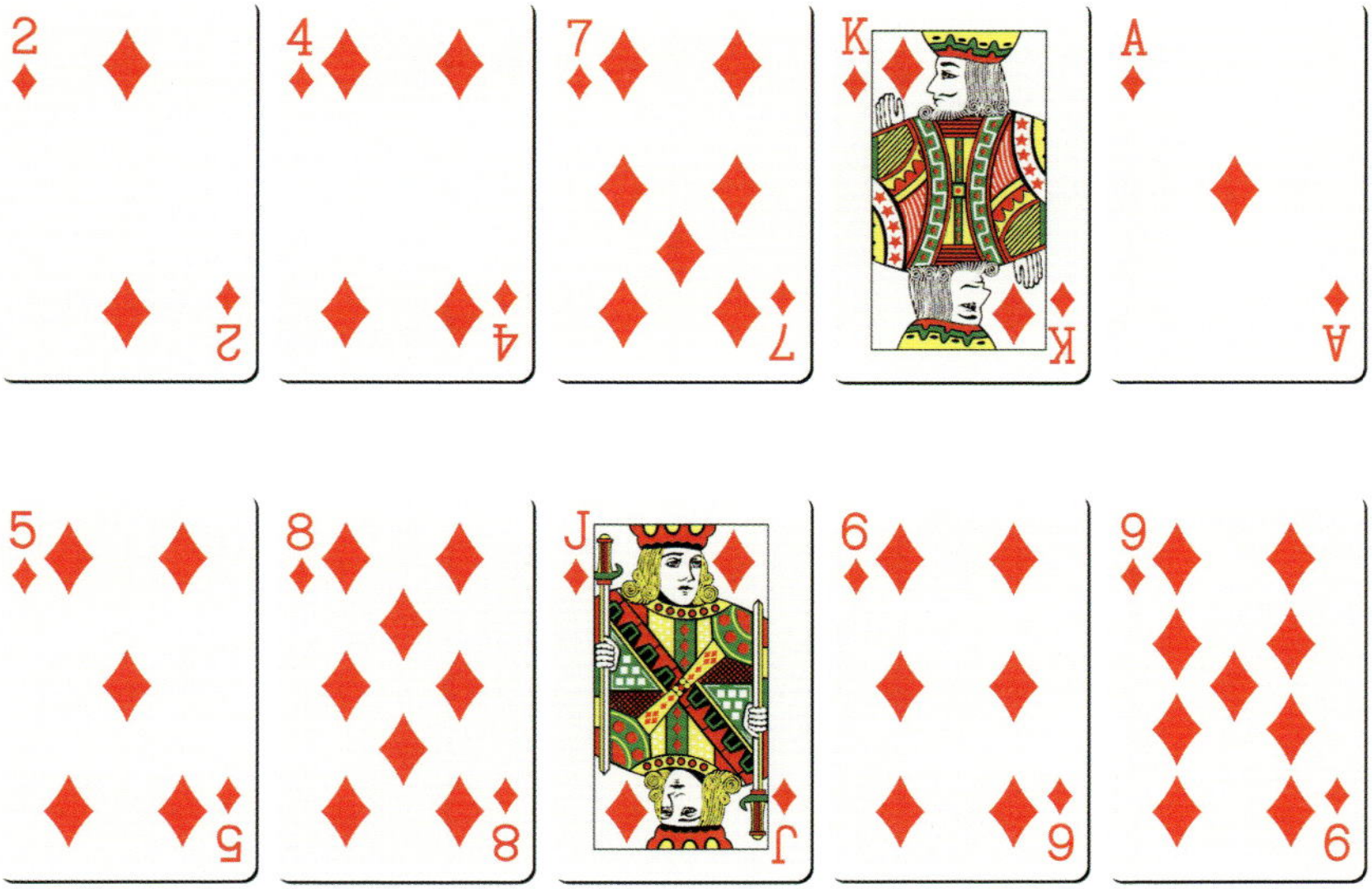

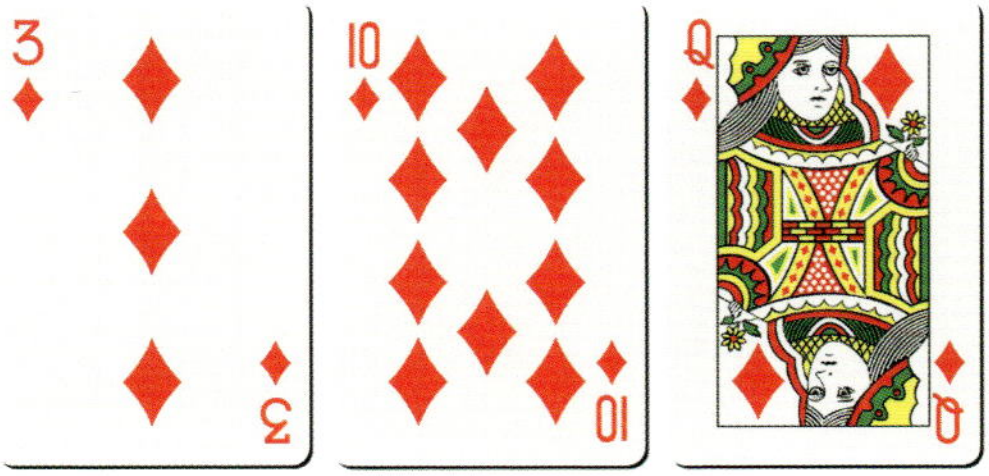

鍛え方のレベル

カードを覚える時間

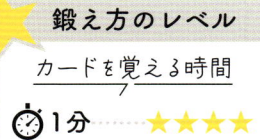

- 1分 ……… ★★★★
- 1分～3分 ……… ★★
- 3分以上 ……… ★

写楽勝／PIXTA

覚えたら次のページの問題へ

問題 1

最初に簡単な計算問題を解いてみましょう。
解いたら次の問題に進んでください。

6＋5＝ ＿＿＿＿＿＿　　7＋9＝ ＿＿＿＿＿＿

7＋8＝ ＿＿＿＿＿＿　　5＋7＝ ＿＿＿＿＿＿

8＋6＝ ＿＿＿＿＿＿　　9＋6＝ ＿＿＿＿＿＿

正解は138ページ

問題 2

めくられたカードと同じ絵柄のカードはどこにあるでしょう？
前のページで登場したカードの順番を思い出してみてください。

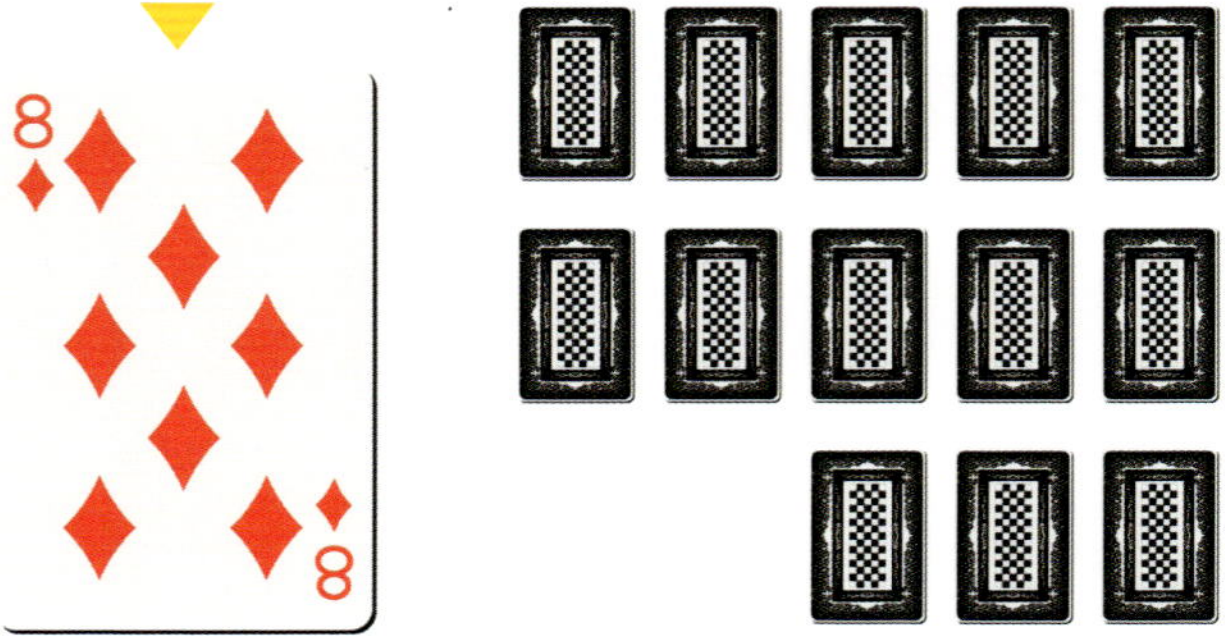

問題 3

枠で囲まれたカードの絵柄を思い出して、
下の欄に書いてみましょう。

記入欄（絵を描いても、数字を書いてもOKです）

大きさや奥行きをつかむ
脳のイメージ力が必要

2 視空間認知力

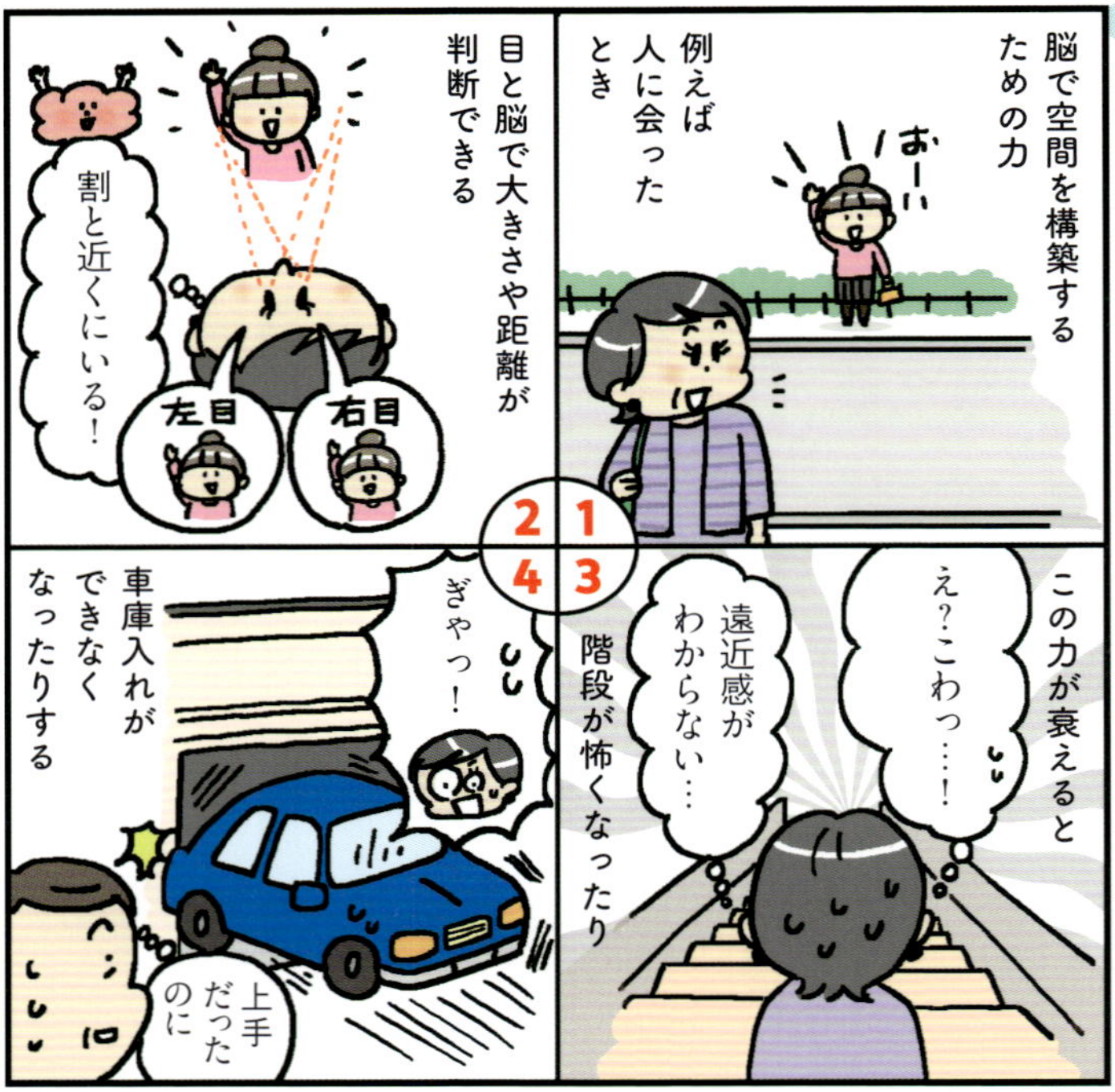
1
脳で空間を構築するための力
例えば人に会ったとき
おーい
2
目と脳で大きさや距離が判断できる
右目
左目
割と近くにいる！
3
この力が衰えると
え？こわっ…！
遠近感がわからない…
階段が怖くなったり
4
車庫入れができなくなったりする
ぎゃっ！
上手だったのに

視空間認知力は、空間の全体的なイメージをつかむ能力のことです。この能力が衰えると視界に入る物の位置が正確に把握できなくなります。たとえば椅子に座ろうとしても転んでしまったり、車を車庫入れするとき、うまく入れられなくなったりします。

視空間認知力を鍛えるには、視認した物体の位置関係を把握したり、頭のなかだけで動かしたりするものがおすすめです。

視空間認知力アップ

1

タイル重ね

A～Dのタイルのうち３枚を使って、
９つの面がすべて黒くなるように組み合わせてください。
タイルは回転させてもいいですが、裏返しにはできません。

問題（初級）

A

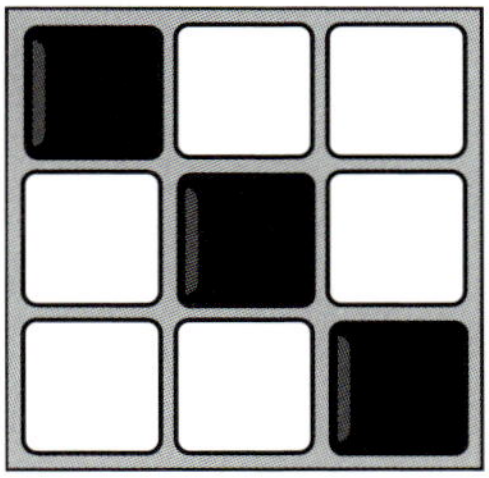

B

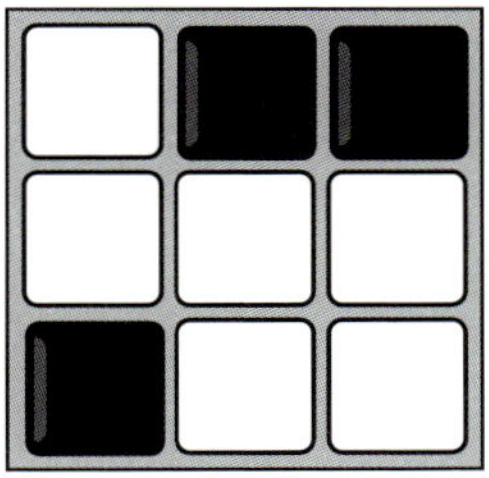

C

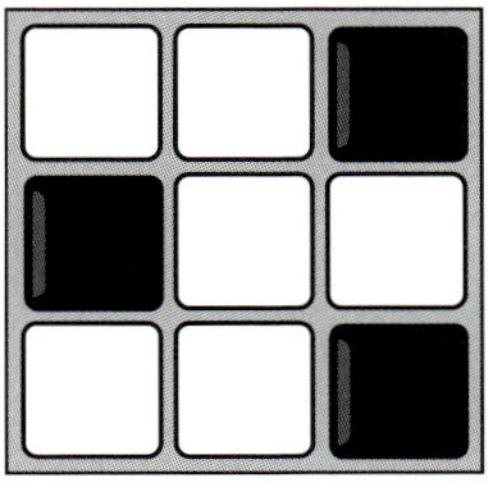

D

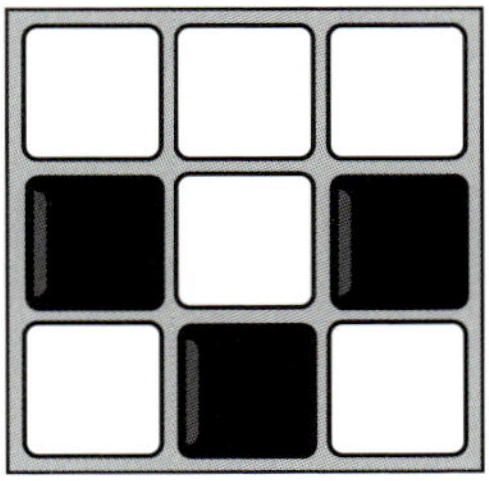

答え　３枚を選びます。

鍛え方のレベル

どうやって解く？

頭のなかだけで……★★★

別の用紙に
書き込みながら……★★

正解は138ページ

問題（上級）

A

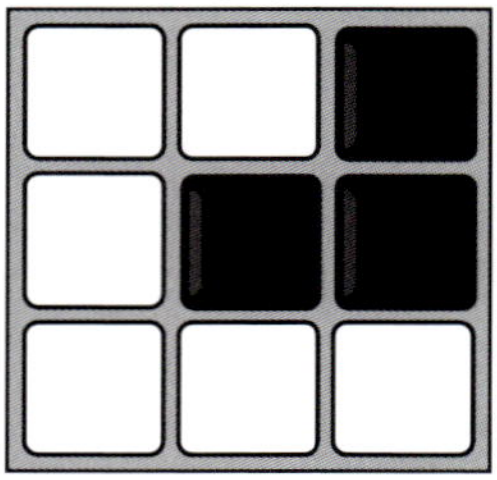

B

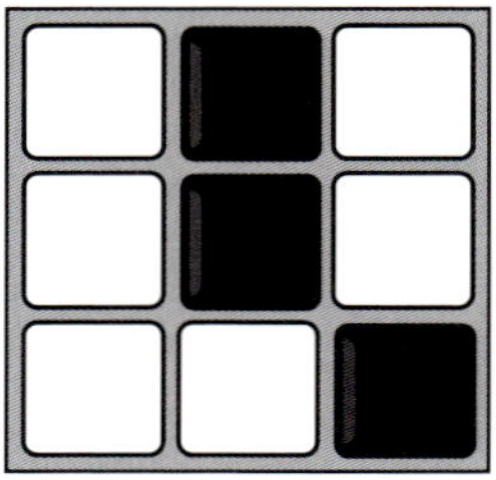

C

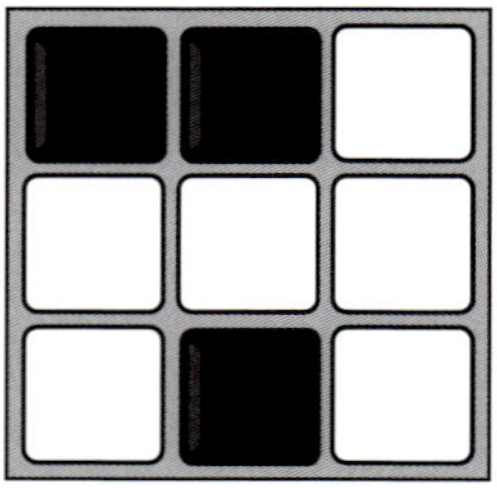

D

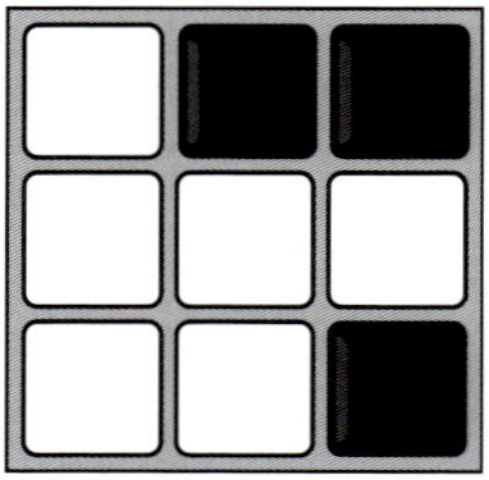

答え ３枚を選びます。

鍛え方のレベル

どうやって解く？

頭のなかだけで……★★★★

別の用紙に
書き込みながら……★★★

正解は138ページ

視空間認知力アップ 2

アルファベットコネクション

同じアルファベット同士を1本の線で結びましょう。
線同士を交差させたり枝分かれさせたり、
別のアルファベットの上を通ったりはできません。

例題

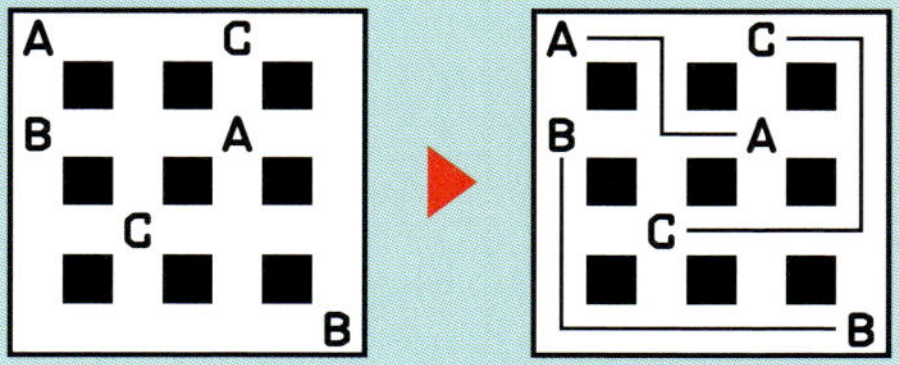

鍛え方のレベル

どれくらいで解けた?

10分以内……★★★

10分以上……★★

問題

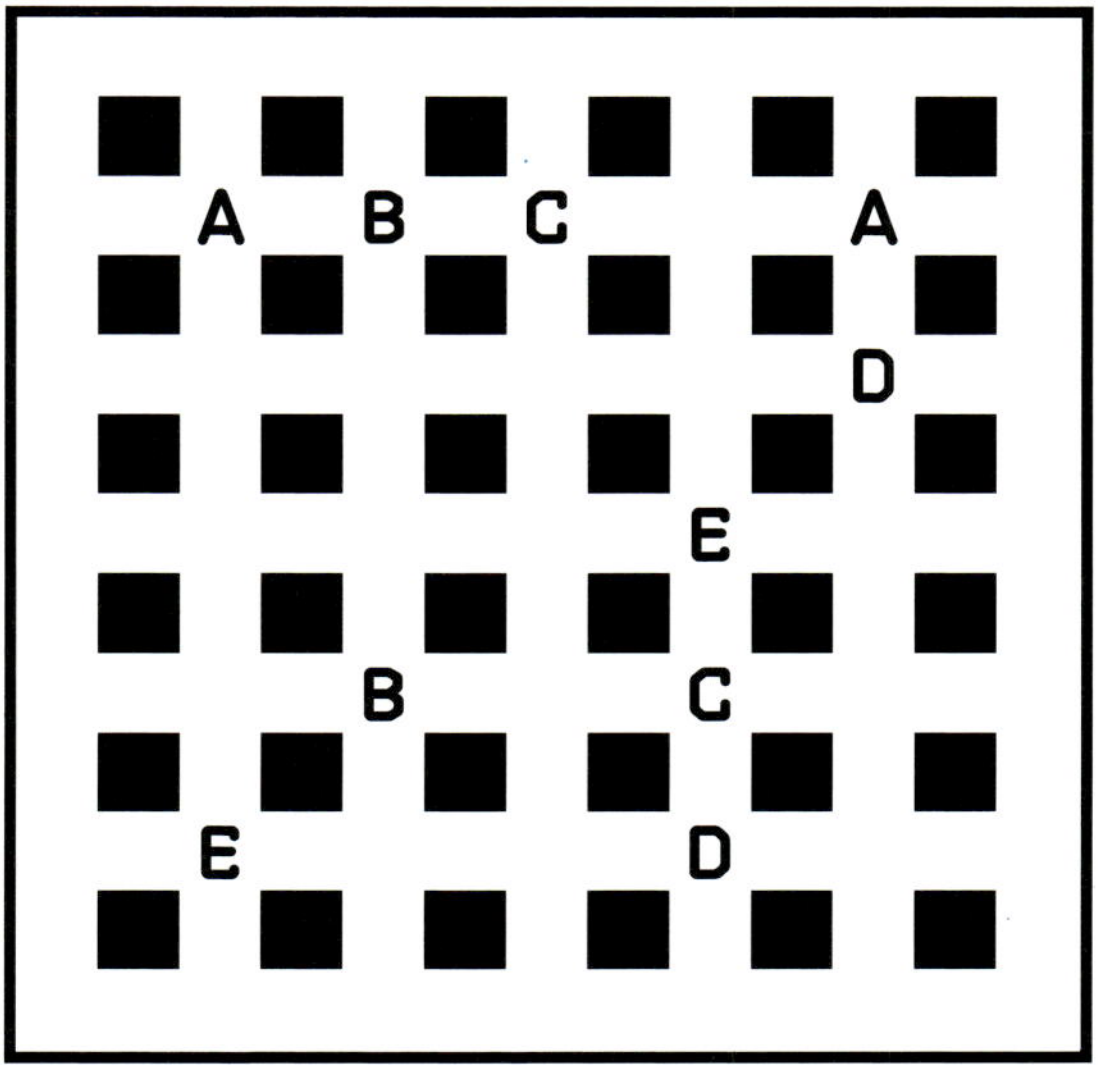

正解は138ページ

雑念に振り回されない

脳のコンパス力を鍛える

3 遂行力

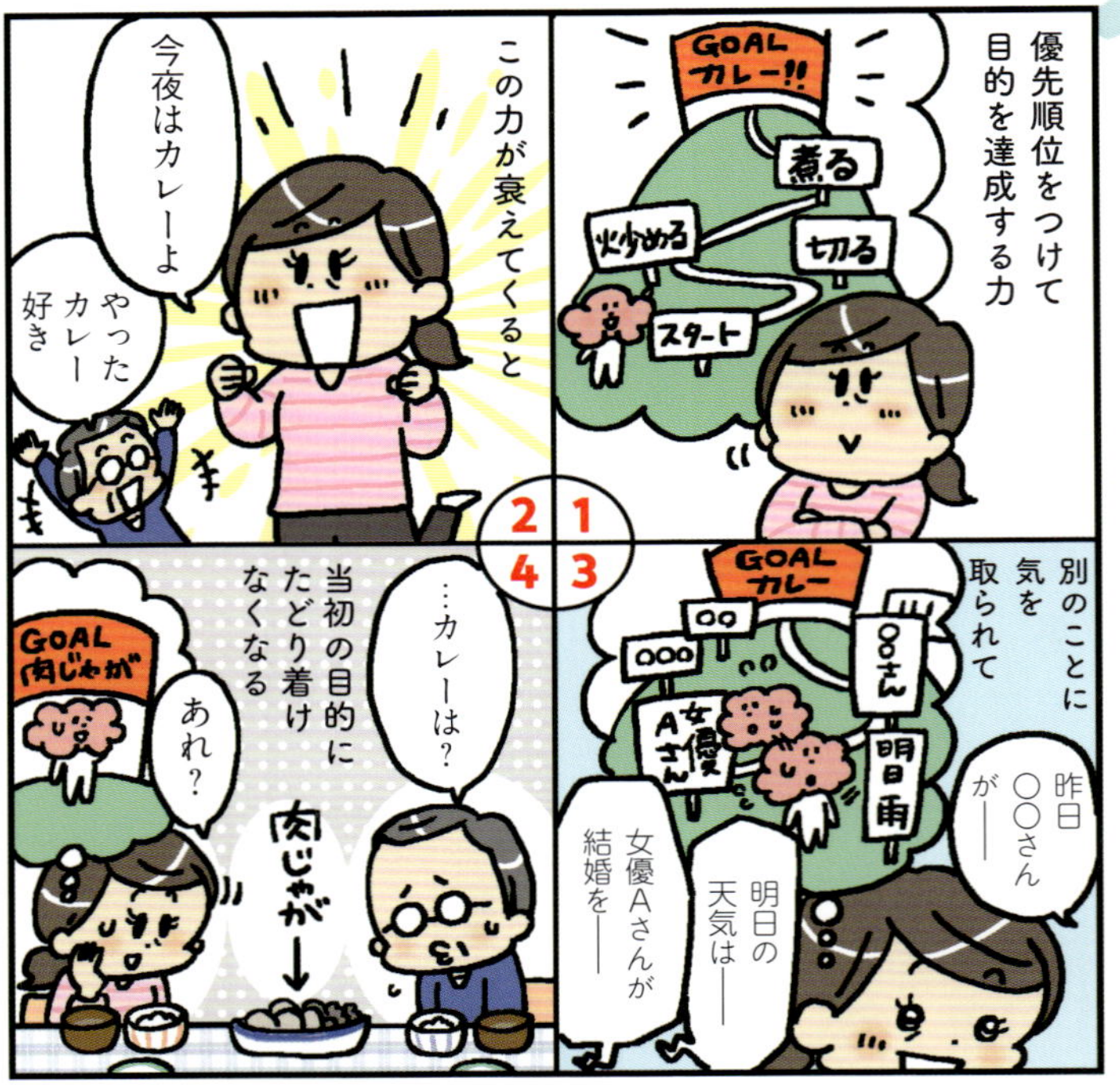

優先順位をつけて目的を達成する力
GOAL カレー!!
煮る
切る
炒める
スタート
この力が衰えてくると
今夜はカレーよ
やったカレー好き
別のことに気を取られて
GOAL カレー
○○さん
A女優さん
明日雨
昨日○○さんが――
明日の天気は――
女優Aさんが結婚を――
当初の目的にたどり着けなくなる
…カレーは？
あれ？
GOAL 肉じゃが
肉じゃが

遂行力は、物事を計画したり、優先順位をつけて進めたりなど目的を成し遂げるために必要な能力です。料理なら献立を考えて調理を始めます。煮物だったら火が通りにくい食材から煮たり、同時にスープなど他のメニューも調理したりして、食事の時間に間に合うようにします。

つまり、与えられた課題を順番に正確に、そして効率的にこなすものがトレーニングになるといえます。

遂行力アップ

1 文章迷路

スタートからゴールまで、文字をタテかヨコに
1本の線でつないで有名な文章をつくります。

例題 有名な「ことわざ」をつくりましょう。

↓スタート

は	る	か	な
な	よ	り	る
し	の	だ	ん
に	た	ね	ご

ゴール↓

↓スタート

は	る	か	な
な	よ	り	る
し	の	だ	ん
に	た	ね	ご

ゴール↓

鍛え方のレベル

どうやって解く？

自力で解く……★★★★

ヒント（→P80）を
見ながら解く……★★

問題 有名な歌の歌い出しをたどりながら、
スタートからゴールまで進みましょう。

↓スタート

は	る	こ	う	の	は	な
な	の	う	ろ	ん	え	の
が	き	ら	ぼ	り	く	だ
さ	の	ら	の	く	り	り
い	す	ら	わ	だ	ふ	の
た	み	だ	が	り	な	り
ら	だ	の	わ	の	び	と

ゴール↓

正解は138ページ

遂行力アップ

2

点つなぎ

例題　1から23までを線でつなぐとある楽器の絵が完成します。

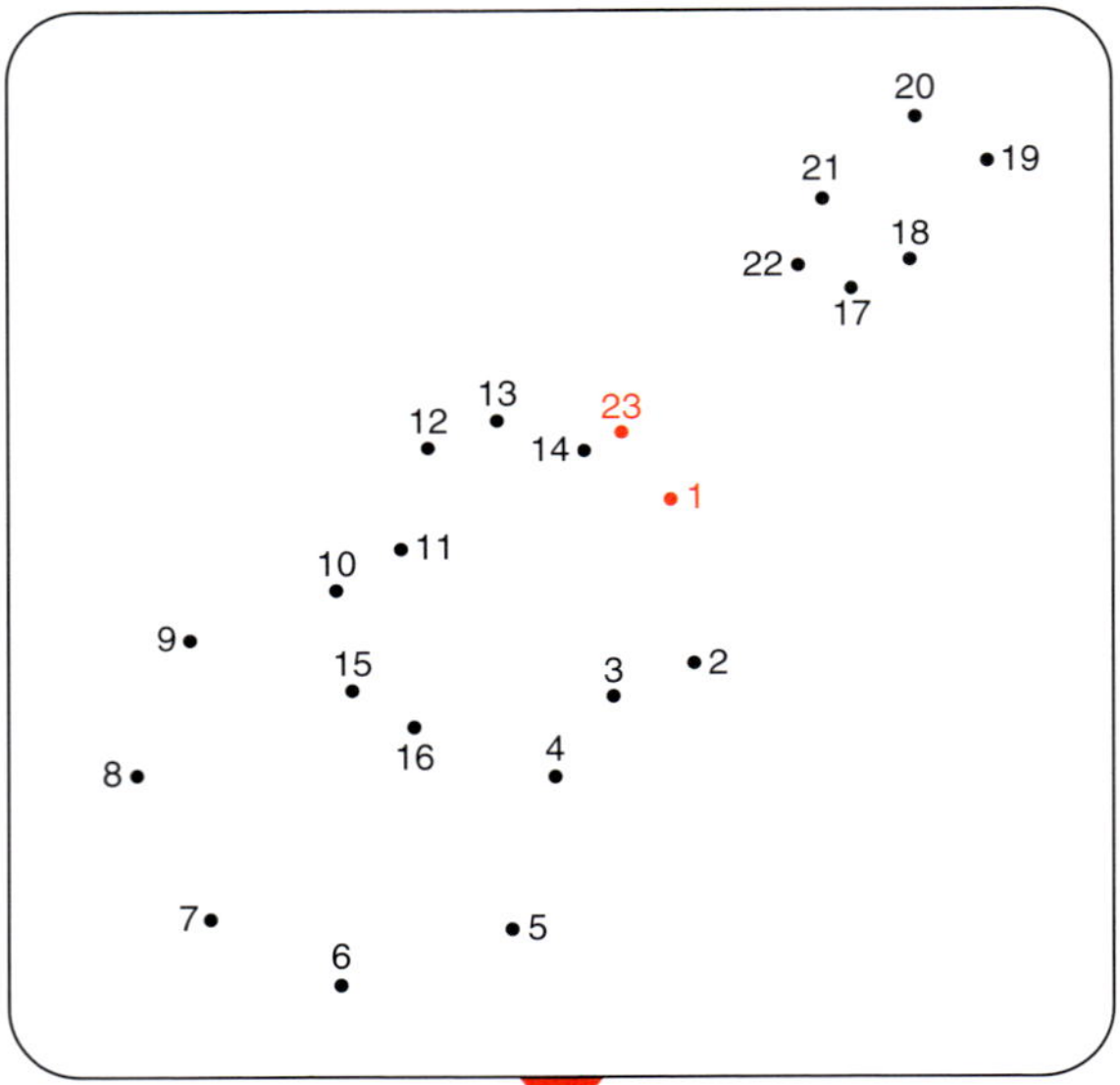

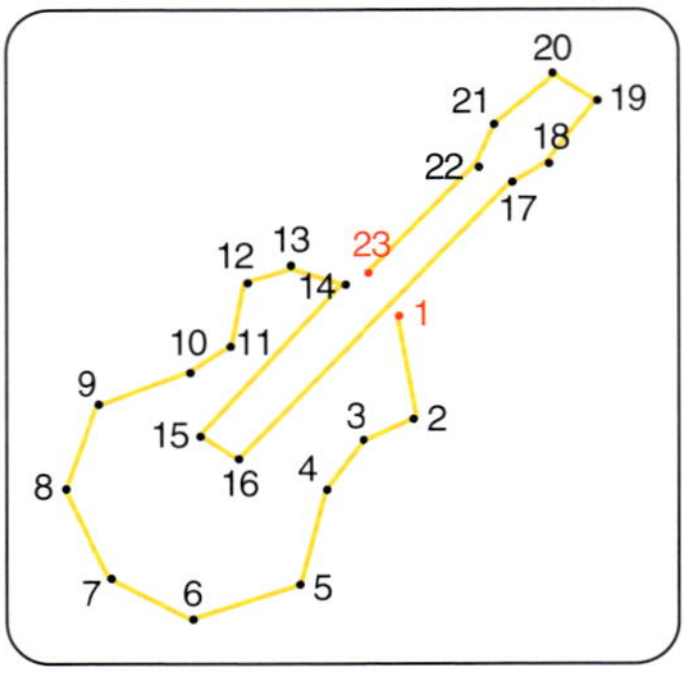

答え　ギター

※79ページのヒント：作曲は滝廉太郎。歌い出しは「春のうららの～」。

問題

1から47までを線でつなぎましょう。
工事現場で見かける建設機械の絵が完成します。

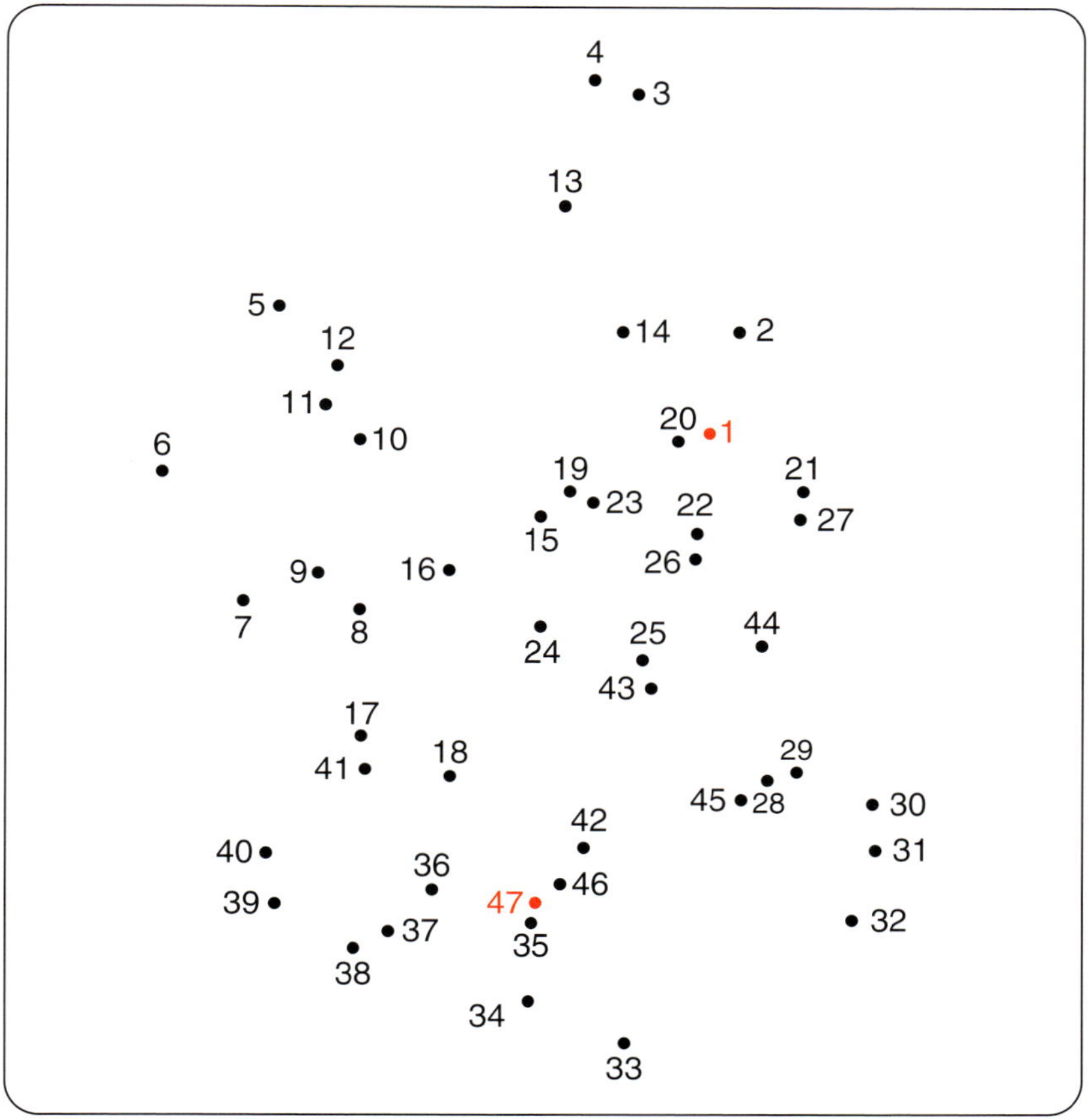

答え

正解は138ページ

遂行力アップ

3

ピース塗り絵

例題 記されたマークに対応する色で塗り分けていくと絵が完成します。

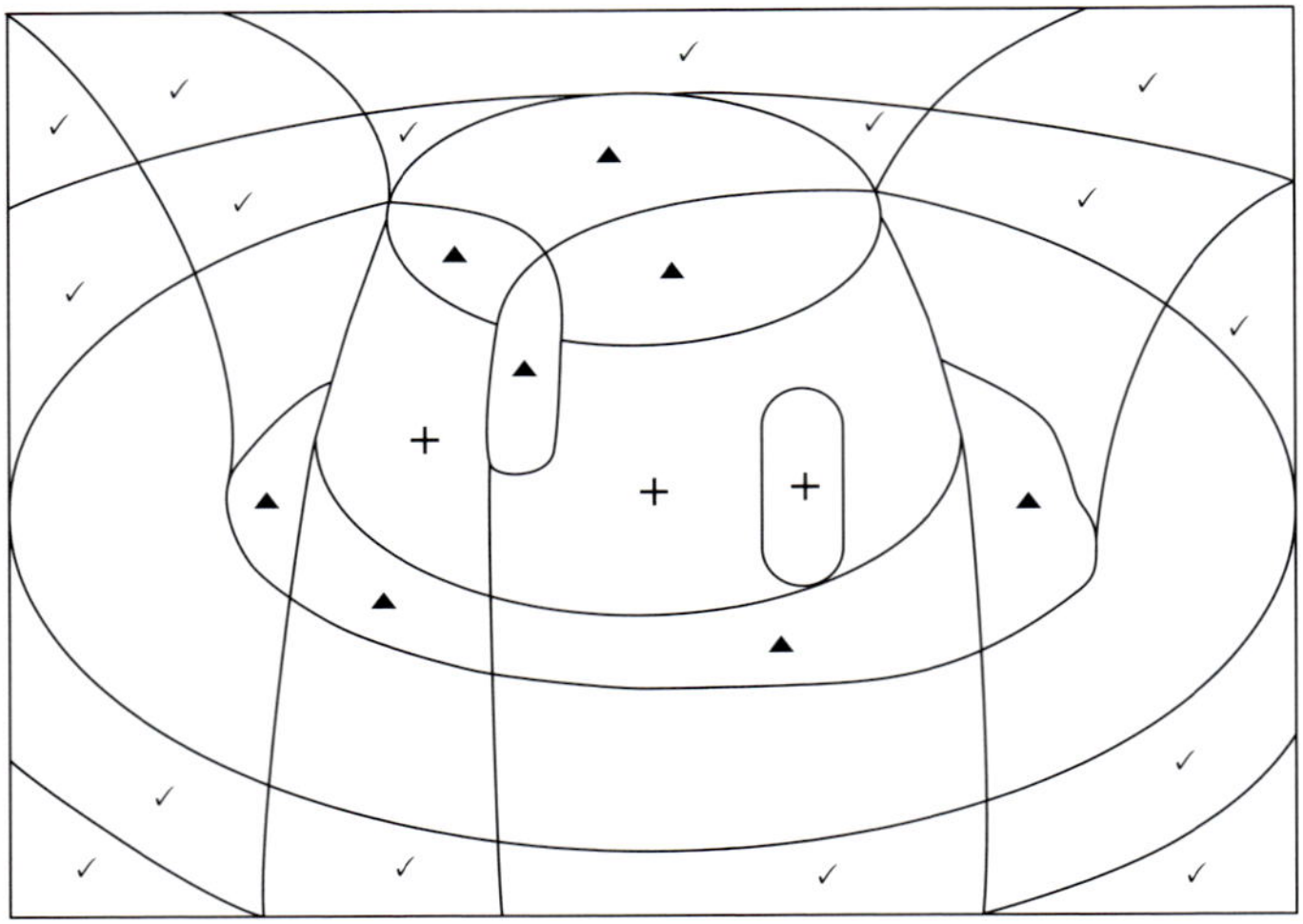

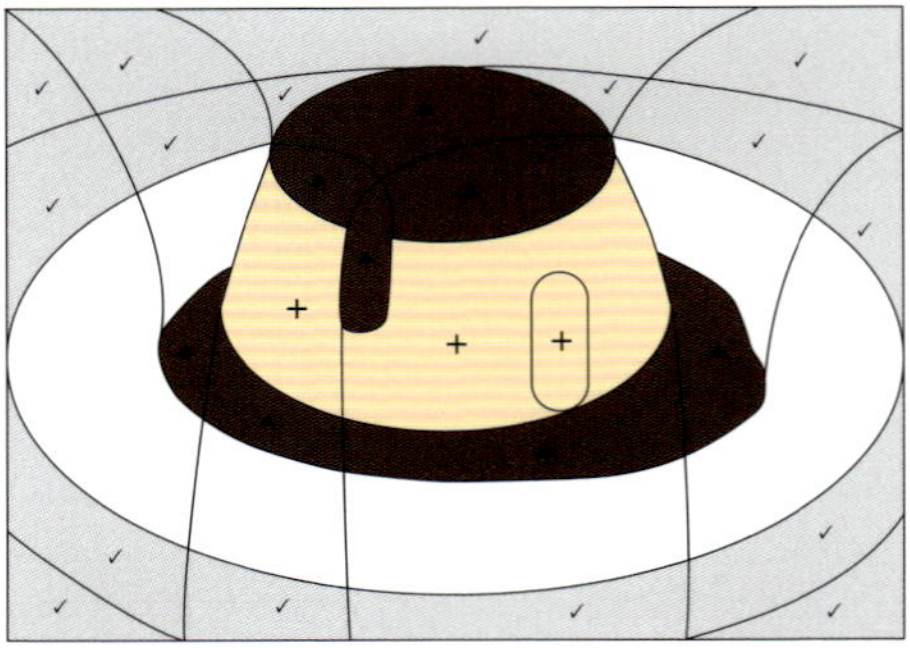

✓ 灰色

＋ クリーム色

▲ こげ茶色

答え プリン

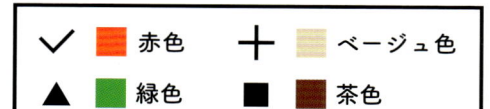

問題

✓ 赤色	＋ ベージュ色
▲ 緑色	■ 茶色

同じ系統なら他の色でもOK

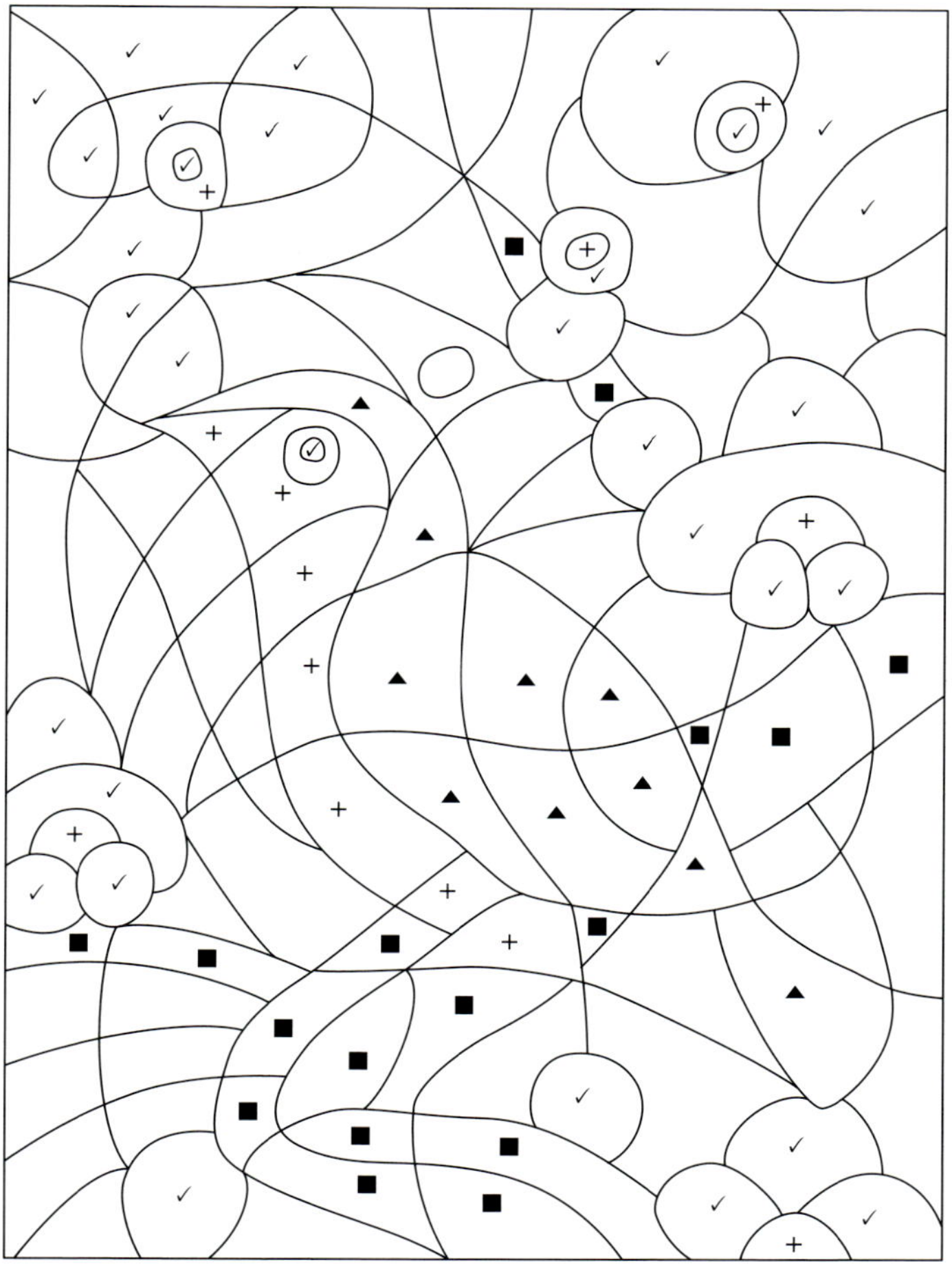

正解は139ページ

塗り忘れなく、きれいに塗りましょう。

ボンヤリ脳にさせない

４つの注意力

４

注意力

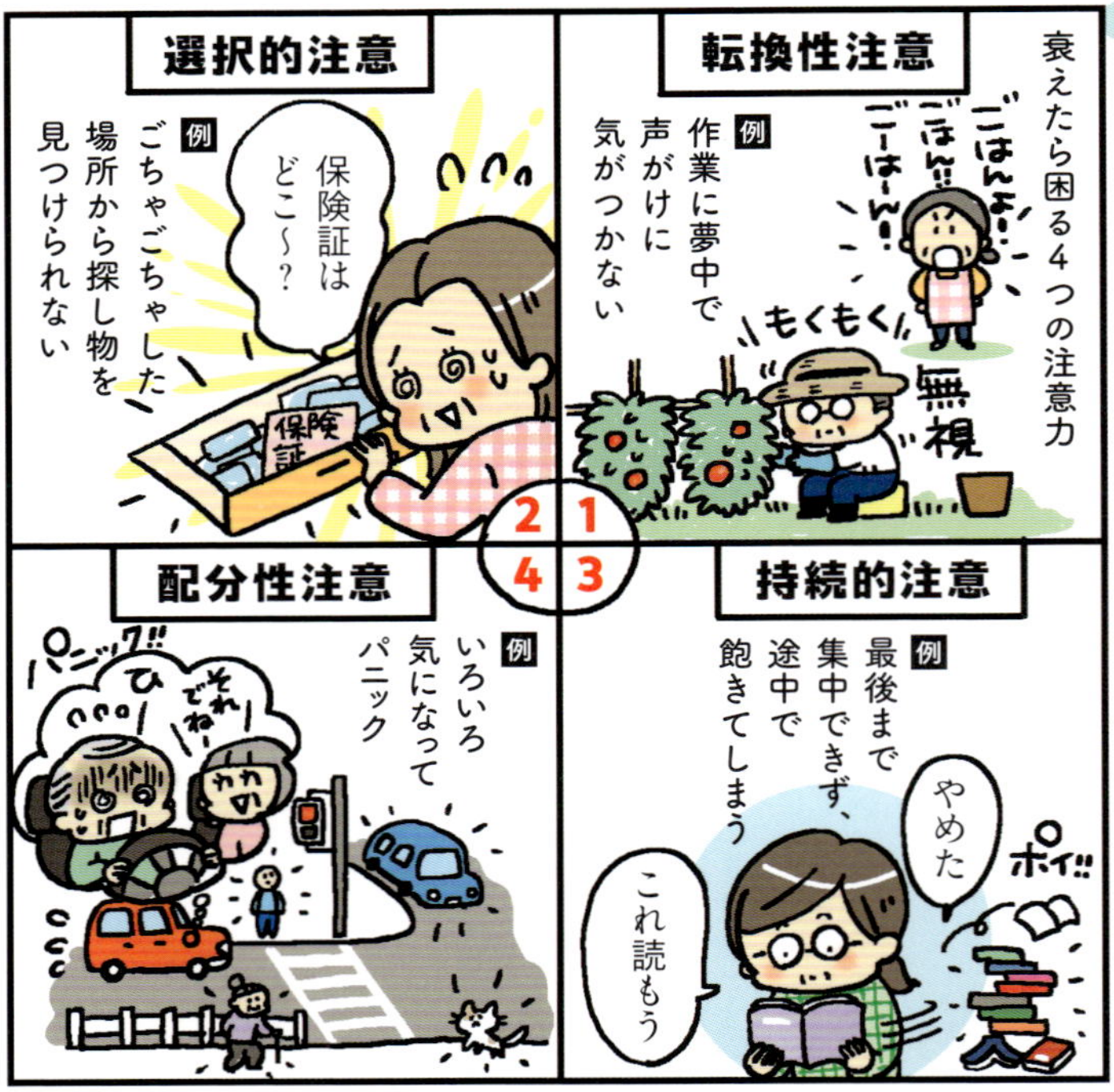

注意力とは、１つのことを続けたり、複数のものから特定のものを見つけたり、同時に注意を向けたりできる能力です。

４つのタイプがあり、どの能力が低下するかで起こりやすいトラブルが変わってくるのが特徴。本書のプログラムでは、ＭＣＩ段階で特に鍛えた方がいいタイプを中心に掲載しました。他の認知機能とも密接に関わる能力なので、繰り返しトレーニングしましょう。

注意力アップ 1

ストループなぞなぞ

あお　あか　みどり　き　くろ
黄　青　赤　黒　緑
くろ　黄　あお　緑　あか

【ルール】

❶書いてある「文字」を左から順番に読んでください。

❷書いてある文字の「色」を左から順番に読んでください。

❸書いてある「文字」を右から順番に読んでください。

❹書いてある文字の「色」を右から順番に読んでください。

※かかった時間も記憶して、繰り返してタイムを短くしていきます。

注意力アップ

2

シークワード

パズル面から、リストの言葉をタテ、ヨコ、ナナメの一直線上で探して○で囲みましょう。

例題

ホ	ツ	ケ	キ
ブ	カ	サ	ゴ
リ	イ	ツ	バ
ト	ビ	ウ	オ

▶

ホ	ツ	ケ	キ
ブ	カ	サ	ゴ
リ	イ	ツ	バ
ト	ビ	ウ	オ

リスト

サケ／サバ／ブリ／イサキ／カサゴ／カツオ／ホッケ／トビウオ

（「ャ」「ュ」「ョ」「ッ」は大きな文字で探す）

問題

パズル面から、リストのなかの果物を探してみましょう。

リスト

カキ／アケビ／アンズ／カシス／バナナ／ブドウ／リンゴ／アボカド／ドリアン／パパイヤ／プルーン／マンゴー／パイナップル

（「ャ」「ュ」「ョ」「ッ」は大きな文字で探す）

ル	キ	ド	カ	ボ	ア
カ	プ	ル	ー	ン	バ
ビ	シ	ツ	ズ	ナ	ヤ
ブ	ケ	ス	ナ	リ	イ
ド	リ	ア	ン	イ	パ
ウ	ー	ゴ	ン	マ	パ

鍛え方のレベル

何分で見つけた？

3分以内 ★★★★

10分以内 ★★

10分以上 ★

正解は139ページ

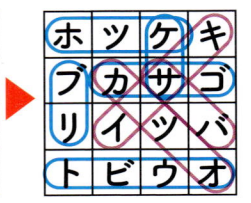

注意力アップ 3

文章訂正

どこか変なのに何となく読めてしまう文章を、
正しい文章に書き直しましょう。

例題

あたしのんてきははれどきときくもりで、
ところりよにいじちあめがふでるしょう。

答え

あしたのてんきははれときどきくもりで、
ところによりいちじあめがふるでしょう。

（明日の天気は晴れ時々曇りで、ところにより一時雨が降るでしょう。）

問題 1

にちんょしうのよぼうにはてきどなんうどうや
ひととのコュミケニーションがかせかません。

答え

問題 2

ちゅきうおんだかんのえいょうきで、みみなの
さなかやこんちうゅがほくうじょしていらるしい。

答え

正解は139ページ

「めんどくさい」が増えたら
低下しているサイン

5 判断力

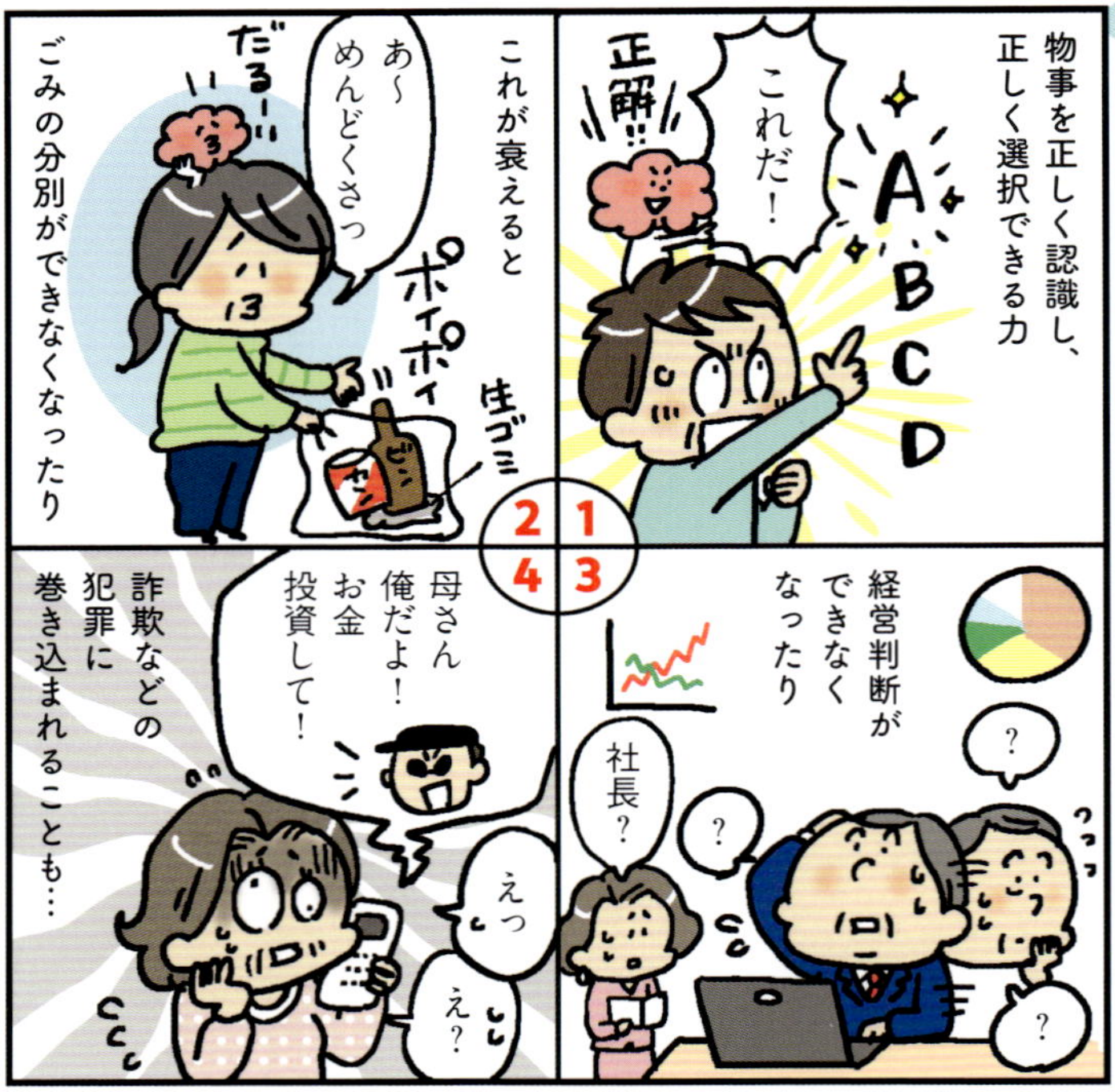

1
物事を正しく認識し、正しく選択できる力
これだ！
正解!!
A
B
C
D
2
これが衰えると
あ～めんどくさっ
だる～
ポイポイ
生ゴミ
ビン
カン
ごみの分別ができなくなったり
3
経営判断ができなくなったり
？
社長？
？
？
4
母さん俺だよ！お金投資して！
えっ
え？
詐欺などの犯罪に巻き込まれることも…

判断力とは、複数の選択肢から正しいものを選択できる能力です。

判断力が衰えると、何をするときにも「めんどくさい」という気持ちが強くなります。ゴミの分別ができなくなったり、経営者であれば経営判断ができなくなったりすることも。

鍛えるには、以降のページで紹介するような特定の条件を提示されたときに、適切な答えにたどり着くための問題がおすすめです。

判断力アップ

1

穴埋め言葉づくり

○に同じカナを入れて、単語を完成させましょう。

例題 シ○カ○セ○ ▶ シ(ン)カ(ン)セ(ン)

問題

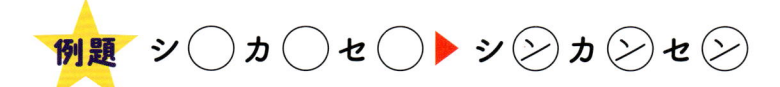

❶ ○マイト○

❷ タガ○チガ○

❸ ヨ○ド○ミド○

❹ テ○レ○カ○ギ

❺ ○ニ○ノサ○

❻ ○○アデン○

❼ ○○ロノ○リ

鍛え方のレベル

どうやって解く？

自力で解く ★★★★

ヒント（→P90）を見ながら解く ★★

正解は139ページ

判断力アップ

2

約束の時刻は？

掛け時計の表示をもとに、指定された時刻を答えましょう。

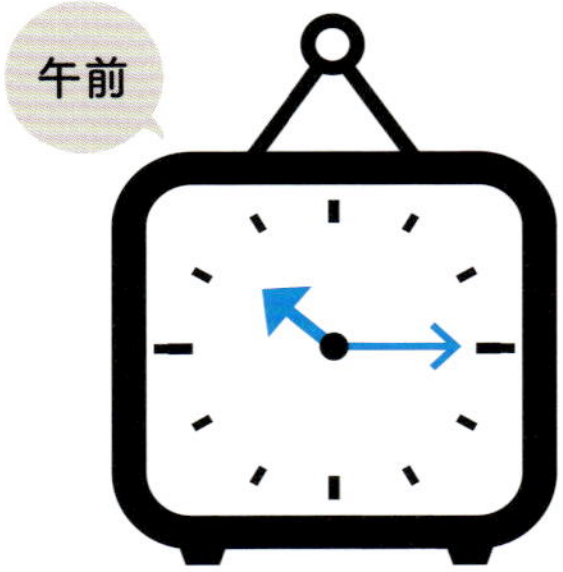

問題1

3時間20分後は？

午前
午後　　　　時　　　　分

問題2

4時間45分前は？

午前
午後　　　　時　　　　分

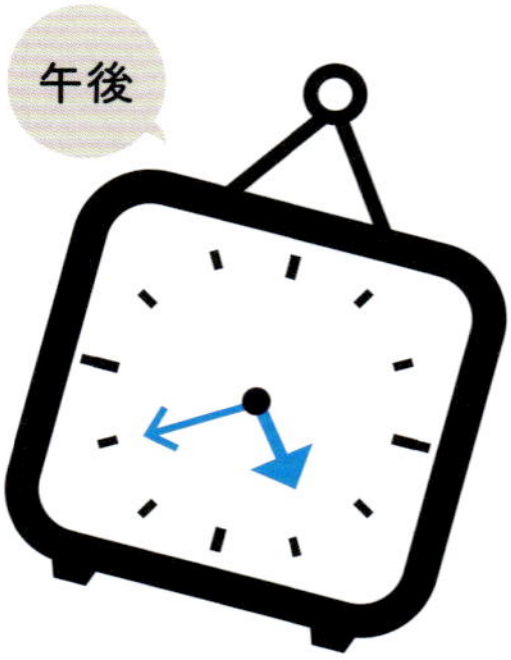

問題3

6時間40分後は？

午前
午後　　　　時　　　　分

問題4

8時間55分前は？

午前
午後　　　　時　　　　分

先に「時」を計算して、
それから「分」を考えると
いいかも

鍛え方のレベル

どうやって解く？

頭のなかだけで……★★★★
時計の針を実際に回しながら……★

正解は140ページ

※89ページのヒント：問1：友好関係にある街／問2：代わりばんこ／問3：選び放題／問4：決まった時間の報告会
問5：故事成語。三国志で有名／問6：反対は亭主関白／問7：未練

判断力アップ

3

今日、必要な持ち物は？

3つの天候をチェックして、A～Fから、
その日に合わせた服装、所持品を2つずつ選びましょう。

日付	6／30	8／5	12／15
気温	ふつう	暑い	寒い
降水確率	80％	0％	50％
風	強い	弱い	なし
何を選ぶ？	（　　）（　　）	（　　）（　　）	（　　）（　　）

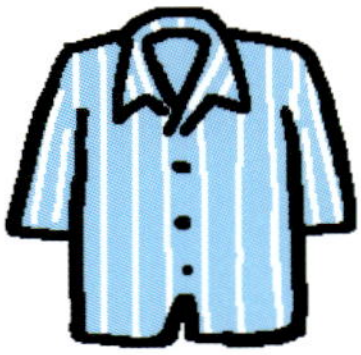
A 半袖シャツ

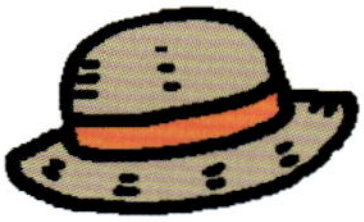
B 麦わら帽子

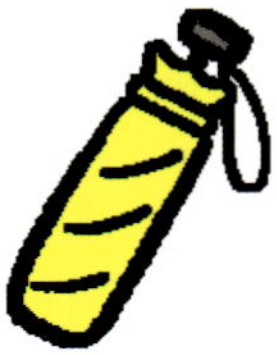
C 折り畳み傘

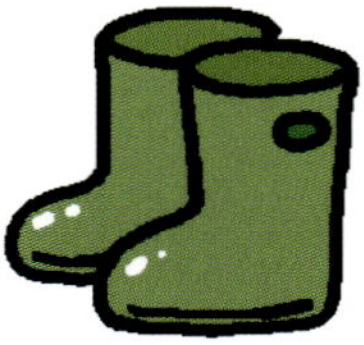
D 長靴

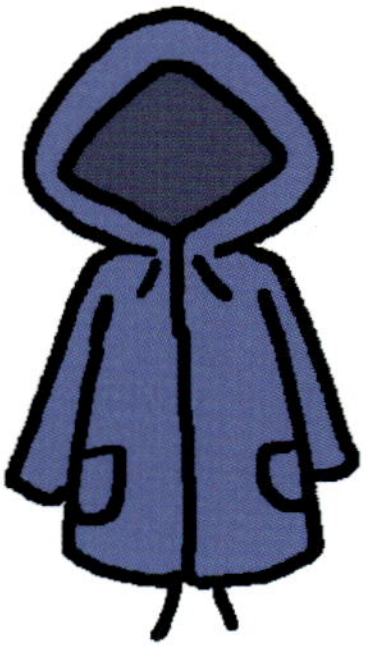
E レインコート

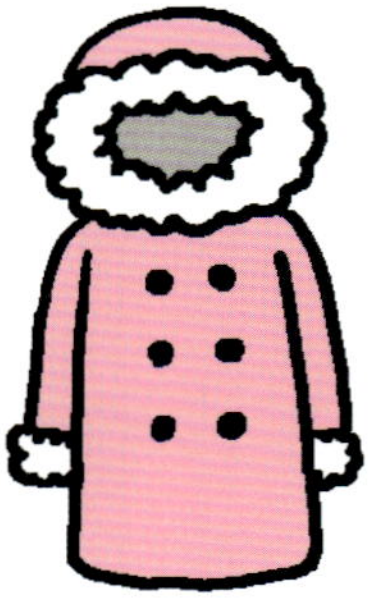
F 厚手の服

正解は140ページ

近時記憶を使いこなす

脳のアウトプット力を磨く

6 作業記憶力

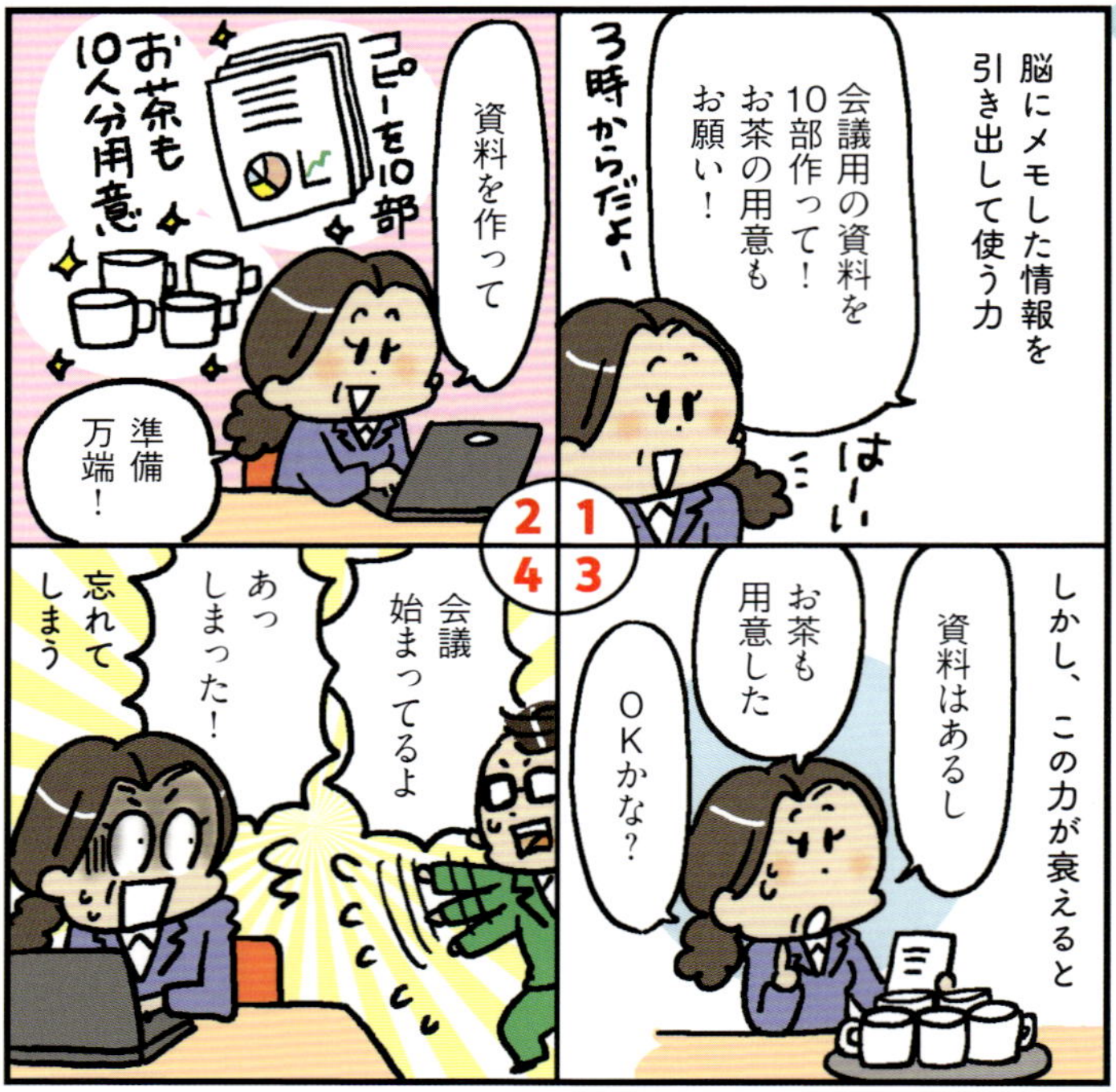
脳にメモした情報を引き出して使う力
会議用の資料を10部作って！お茶の用意もお願い！
3時からだよ～
は～い
資料を作って
コピーを10部
お茶も10人分用意
準備万端！
しかし、この力が衰えると
資料はあるし
お茶も用意した
OKかな？
会議始まってるよ
あっしまった！
忘れてしまう

作業記憶力とは、何かの作業を行うときに必要な情報を一時的に記憶する能力です。教えてもらった電話番号を頭の中で記憶して、すぐに電話をかける、複数の人から頼まれたものをまとめて買ってくるなど、一時的に記憶した情報を整理して、すぐに取り出して使える能力です。

作業記憶を向上させる訓練として、クロスワードパズルやナンバープレイスなどが知られています。

作業記憶力アップ

1

ナンバークロスワード

リストの文字を使ってパズルを完成させましょう。

対応表

1	ヒ
2	マ
3	ワ
4	リ
5	
6	
7	
8	
9	
10	
11	
12	

1 ヒ	2 マ	3 ワ	4 リ	■	5	3	11
5	■	10	11	1	■	4	7
6	2	2	■	12	4	5	■
■	12	2	12	■	8	9	5
1	9	■	8	7	5	■	10
6	■	2	5	11	■	6	11
3	5	9	■	4	11	7	■
8	9	10	11	■	2	12	5

リスト

イ／キ／ク／ケ／ツ／
ト／~~ヒ~~／~~マ~~／~~リ~~／~~ワ~~／
ガ／ン

ルール

・使えるのはリストの文字だけです。
・数字が同じ白マスには、同じ文字が入ります。
・「ツ」は小さな「ッ」とも表記します。
・リストの文字ですべての白マスを埋められたら完成です。

正解は140ページ

作業記憶力アップ

2

ナンバープレイス

ルールに従って空欄のマス目の数字を入れていきます。
すべてのマス目を埋めましょう。

問題（初級）

	6		1		5
		3		4	
					3
1					
	2		5		
4		6		2	

ルール

・タテ列に１～６の数字が入ります。
・ヨコ列に１～６の数字が入ります。
・太線で囲まれた２×３の枠内に１～６の数字が入ります。

※タテ列、ヨコ列、太線で囲まれた２×３の枠内で、
数字が重複することはありません。

正解は140ページ

問題（上級）

左上から
考えてみて

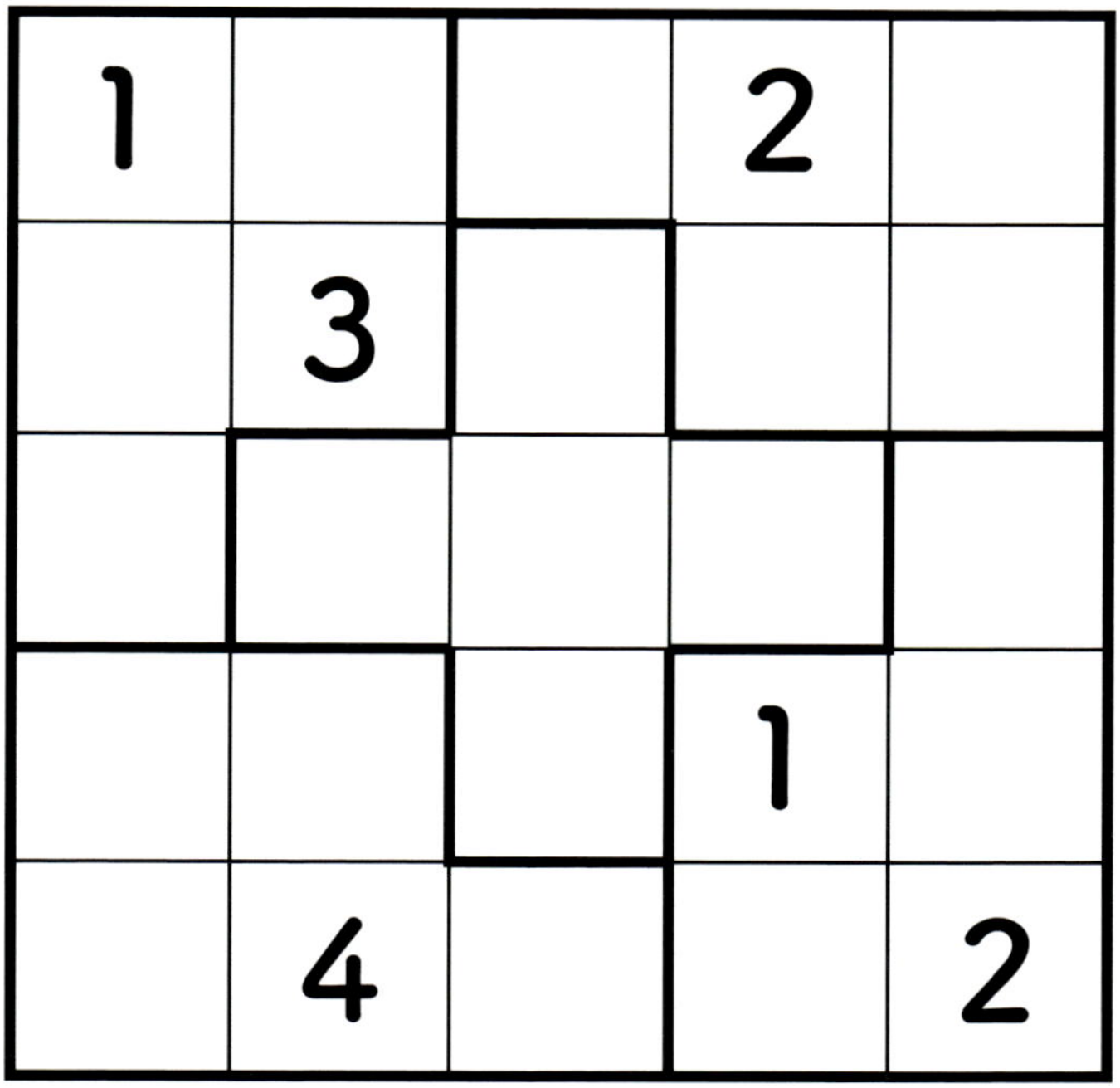

ルール

・タテ列に1～5の数字が入ります。
・ヨコ列に1～5の数字が入ります。
・太線で囲まれた5マスの枠内に1～5の数字が入ります。

※タテ列、ヨコ列、太線で囲まれた5マスの枠内で、
数字が重複することはありません。

正解は140ページ

作業記憶力アップ

3

クロスワード

タテとヨコのカギをヒントにパズルを解きます。
最後にA～Fをつないでできる言葉を答えましょう。
（「ャ」「ュ」「ョ」「ッ」などは大きい文字を入れます）

1		2	3	■	4	5	6	7
	■	8		9	■	10		
11	12 C		■	13	14		■	
15		■	16		D	■	17	
■	18			■	19			■
20 B		■	21	22 E		■	23	24
	■	25			■	26		F
27	28	A	■	29	30		■	
31				■	32			

A	B	C	D	E	F

タテのカギ

1 散歩や体操など、健康な生活を送るには、欠かせません。

2 上から読んでも下から読んでも同じ、ヨーロッパの国。

3 マグロのお腹の脂が多い部位。

5 結婚すると女性は、ミスから変わります。

6 鹿やサイの頭に生えています。

7 魚なのに飛行します。

9 陸上のトラック競技ではバトンをつないで走ります。

12 たくさん穴が空いた野菜です。

14 一つの分野で優れた技能を持った人です。

16 健康な生活のためには、充分取ることも必要です。

17 基本は栄養のあるものをバランスよく。

20 うさぎ追いしかの山、で始まる唱歌のタイトルは？

22 70歳でも続けたいという人が多いようです。

24 かかりつけのお医者さんのこと。

25 飛行機が地面を離れました。

26 人を笑わせる芝居です。

28 クリスマスにやってくるサンタの乗り物です。

30 アワビもアサリもこの仲間です。

ヨコのカギ

1 ダイエット中の人が気にするのはこのサイズです。

4 主要国首脳会議をこう呼ぶことも。

8 古い民家にある、暖房と炊事を兼ねた設備。

10 身長測定のときにするのはズルい。

11 洋装の結婚式で新婦さんが着ます。

13 和名をチシャという、ハンバーガーによく挟む野菜。

15 宝くじに当たるにはコレが必要。

16 新入社員が着るのは、まだ型もしっかりしています。

17 上杉謙信が武田信玄に送った品。

18 水は液体ですが、氷は？

19 言葉の意味を調べる書物です。

20 時計の長針が示します。

21 洋裁が得意な人は上手に使います。

23 焼き鳥や団子を食べるときにはコレを持ちます。

25 青森や長野が名産地の果実です。

26 77歳のお祝いです。

27 尻っ尾に毒があるクモの仲間の虫。

29 危険なときは自分で尻っ尾を切って逃げます。

31 大相撲の対戦の組み合わせです。

32 いつまでも持ち続けたい、生きる目標。

正解は140ページ

7 思考力

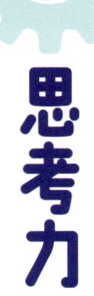

情報をつなげて活かす

ひらめき脳を養う

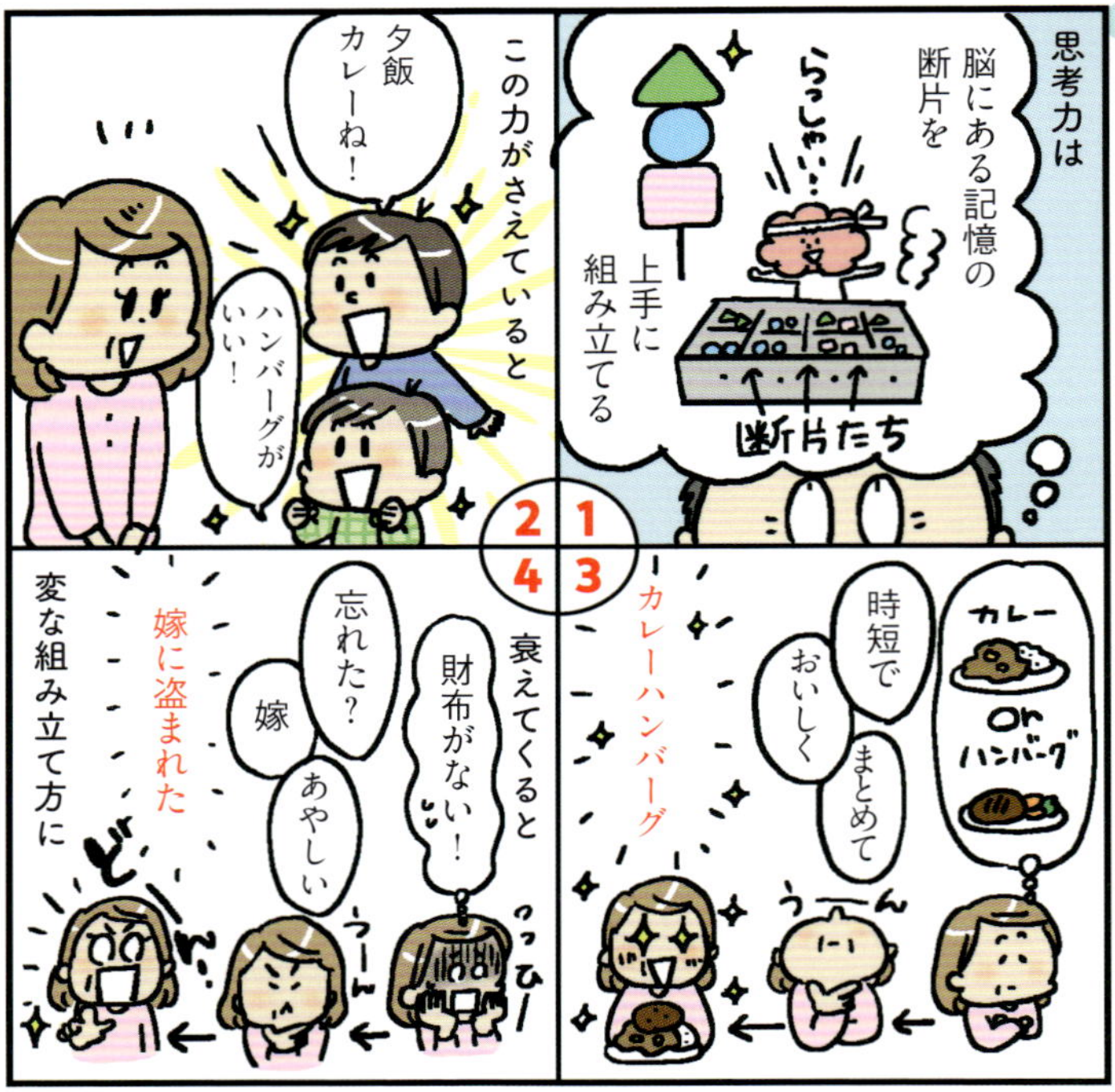

思考力は
脳にある記憶の断片を
らっしゃい!!
断片たち
上手に組み立てる
この力がさえていると
夕飯カレーね!
ハンバーグがいい!
カレー
or
ハンバーグ
時短で
おいしく
まとめて
うーん
カレーハンバーグ
衰えてくると
財布がない!
っっひー
うーん
忘れた?
嫁
あやしい
変な組み立て方に
嫁に盗まれた

思考力とは、頭の中に蓄えられた情報を整理したり、結合して新しい関係を作り出したりする能力です。新しいアイデアや芸術を生み出せるのもこの能力のおかげといえます。

思考力のトレーニングには川柳、俳句、短歌がおすすめです。次ページで紹介する四字熟語を合成する問題や、バラバラに並んだ言葉から意味のある言葉に並び替えたりする課題も楽しく取り組めるでしょう。

思考力アップ

1

合成四文字熟語

いろんな色で重なり合った文字を並び替えて
四文字熟語をつくりましょう。

例題

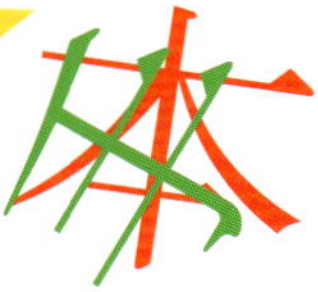

答え 手本

問題1

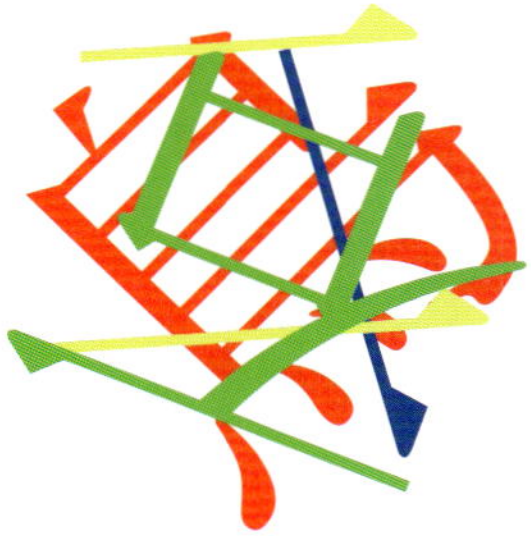

答え ＿＿＿＿＿＿

鍛え方のレベル

どうやって解く？

頭のなかで文字を並び替えて……★★★

1文字ずつ紙に書き出しながら……★

問題2

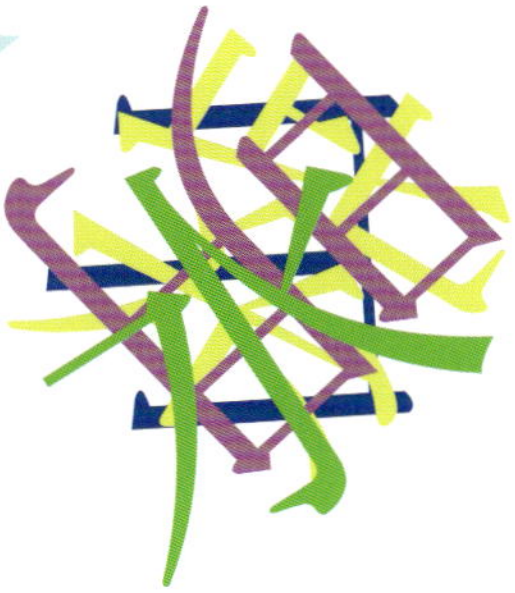

答え ＿＿＿＿＿＿

問題3

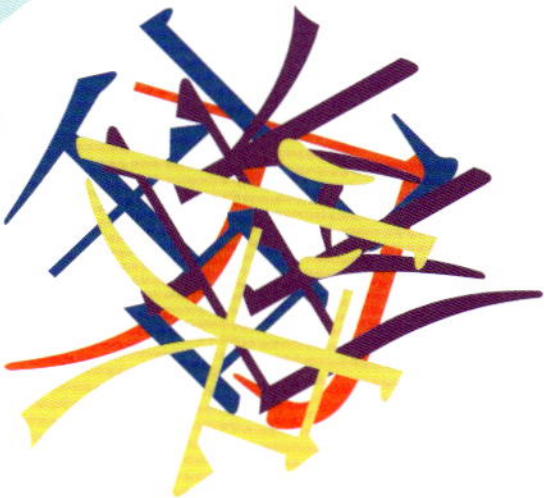

答え ＿＿＿＿＿＿

正解は141ページ

思考力アップ

2

文字つなぎ

左から読むと6文字の言葉になるように
点と点を線でつなぎましょう。

コハ・	・デブ・	・イモ
シー・	・ツバ・	・ヨリ
ダイ・	・トベ・	・モノ
ヒト・	・ルビ・	・ソク
マユ・	・ガク・	・ルト

鍛え方のレベル

どうやって解く？

頭のなかだけで……★★★

実際に点と点を
つなぎながら……★

正解は141ページ

思考力アップ

3

熟語アナグラム

文字を並び替えて隠れた熟語を完成させましょう。

例題

ぱんだじかん

▼

じかだんぱん（直談判）

鍛え方のレベル

どうやって解く？

自力で解く……★★★★

ヒント（→P104）を
見ながら解く……★★

3文字熟語

問題1

くろじふこう

▼

____

問題2

あんたいんせき

▼

____

問題3

くびがみょうや

▼

____

4文字熟語

問題4

うにくうとくよ

▼

____

問題5

こうくうせいど

▼

____

問題6

うんそこかんさい

▼

____

正解は141ページ

日常生活に必要な
そろばん脳を弱らせない

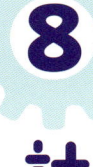

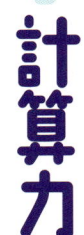

8 計算力

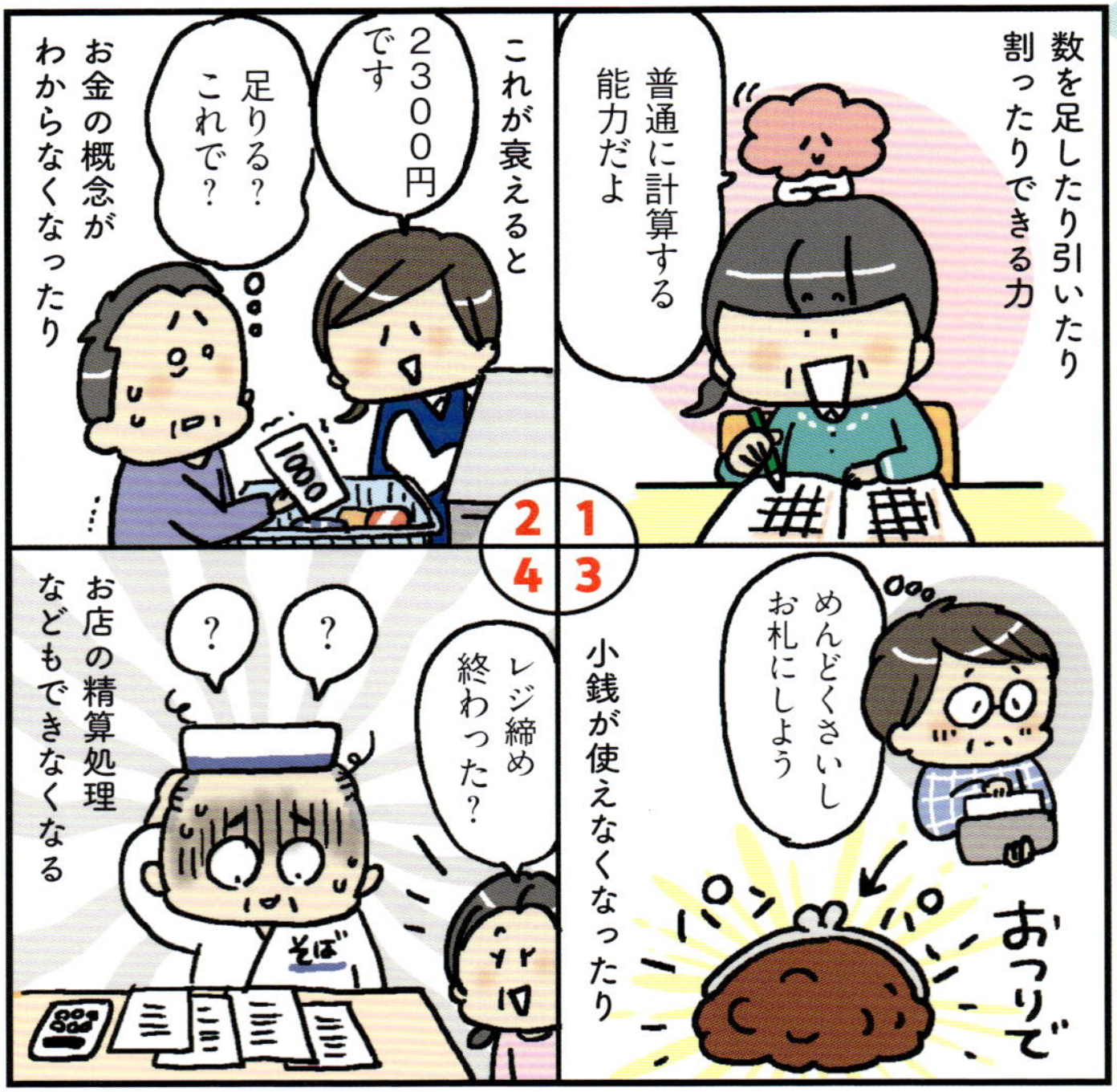
1
数を足したり引いたり割ったりできる力
普通に計算する能力だよ
2
これが衰えると
2300円です
足りる? これで?
お金の概念がわからなくなったり
3
小銭が使えなくなったり
めんどくさいしお札にしよう
パン
パン
おつりで
4
レジ締め終わった?
?
?
そば
お店の精算処理などもできなくなる

計算力とは、数を足したり、引いたり、掛けたり、割ったりする能力です。低下すると、買い物の金額計算ができなくなるので、とりあえずお札で払うようになり、財布に小銭が増えていきます。

最近はキャッシュレス化が進んできたとはいえ、まだ現金で買い物をする人も多いでしょう。次ページで紹介するトレーニングで、買い物で困らない計算力を養いましょう。

計算力アップ

1

ぴったり買うには？

1000円札でぴったり買い物をするには、
どれを買えばいいでしょうか？
（品物の価格はすべて税込みです）

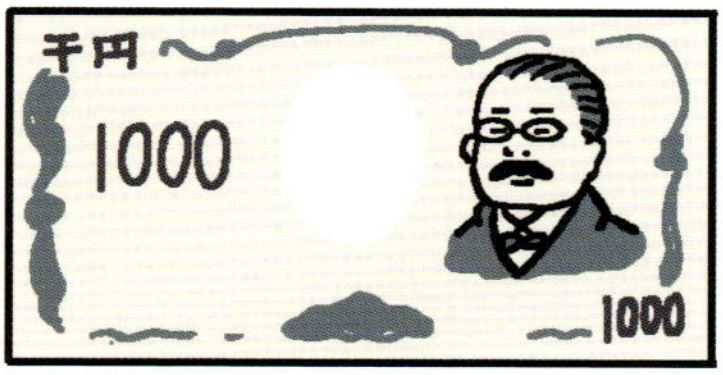

鍛え方のレベル

どうやって解く？

頭のなかだけで……★★★★
手計算で……★★
電卓を使って……★

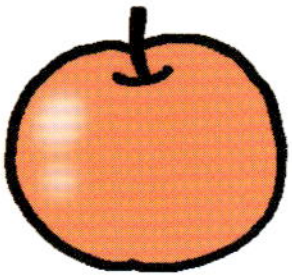

A
130円

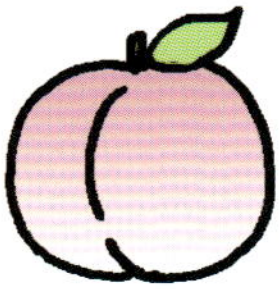

C
270円

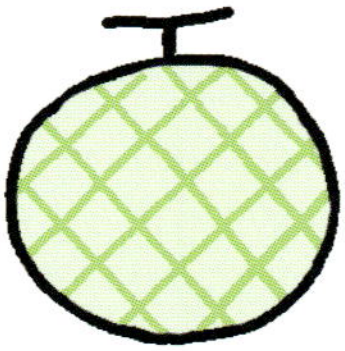

B
620円

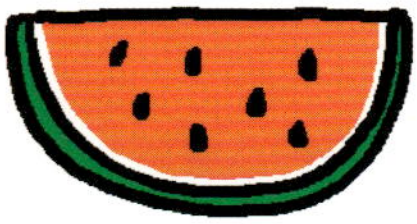

D
480円

E
390円

正解は141ページ

答え ＿＿＿＿＿＿＿＿

計算力アップ

2

数式づくり

ナンバープレートの4ケタの数字の間に「＋」「－」「×」「÷」「＝」のどれかを入れて、計算式を完成させましょう。

例題

・品川 〇〇〇・
あ1247

▼

・品川 〇〇〇・
あ1+2+4=7

鍛え方のレベル

どれくらいで解けた？

10分以内……★★★★

20分以内……★★★

20分以上……★

問題1

・品川 〇〇〇・
あ3147

問題2

・品川 〇〇〇・
あ9314

問題3

・品川 〇〇〇・
あ4863

問題4

・品川 〇〇〇・
あ1262

「＝」は最後に入るとは限りませんよ

正解は141ページ

※101ページのヒント：問1：通り抜けられない小路／問2：価値が非常に高い。「●●●の逆転打」／問3：嫌われ者の神様問4：見かけと中身が一致しないこと／問5：晴れの日は田畑を耕し、雨の日は読書する／問6：いろいろな儀式や行事をまとめて

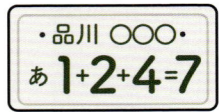

計算力アップ 3

9マス計算

タテとヨコの合計が外側の数字になるように、
マス目のなかに1～9の数字をひとつずつ入れましょう。

例題

17	14	14	
	2	1	12
3			17
	4		16

▶

17	14	14	
9	2	1	12
3	8	6	17
5	4	7	16

17＝9＋3＋5
12＝9＋2＋1
外側の数字が3つの数字の合計になるように。

問題1

17	18	10	
		1	12
	3		9
8			24

問題2

9	20	16	
			23
	5		9
			13

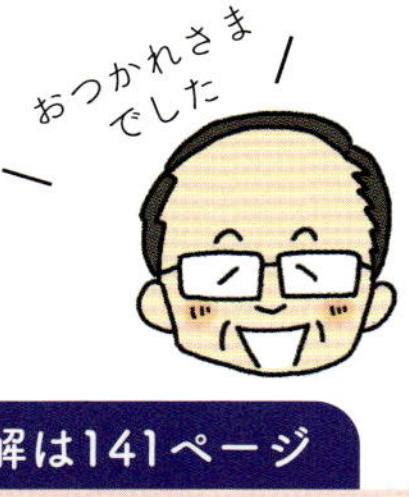

この本で掲載した問題に限らず、同ジャンルの問題であれば、各脳機能の力を鍛えることができます。本、新聞、雑誌、スマホアプリなどから見つけて、運動プログラムと組み合わせてみてください。繰り返してすっきり元気な脳を保ちましょう。

正解は141ページ

COLUMN

介入研究で明らかに！ 『習慣化』の大切さ

「とっとり方式認知症予防プログラム」の介入研究では、1週間約2時間のプログラムを24週間続けた後で、何も行わない期間も設けて認知機能がどう変化するかも調べています。結果は、プログラムを実施した前半で良くなった認知機能が、後半では元の状態に戻っていました。

これは、認知症予防もダイエットや筋トレなどと一緒で「継続は力なり」ということ。がんばり過ぎて三日坊主で終わるよりも、自分なりのペースで脳に良い刺激を与え続けることが大切です。

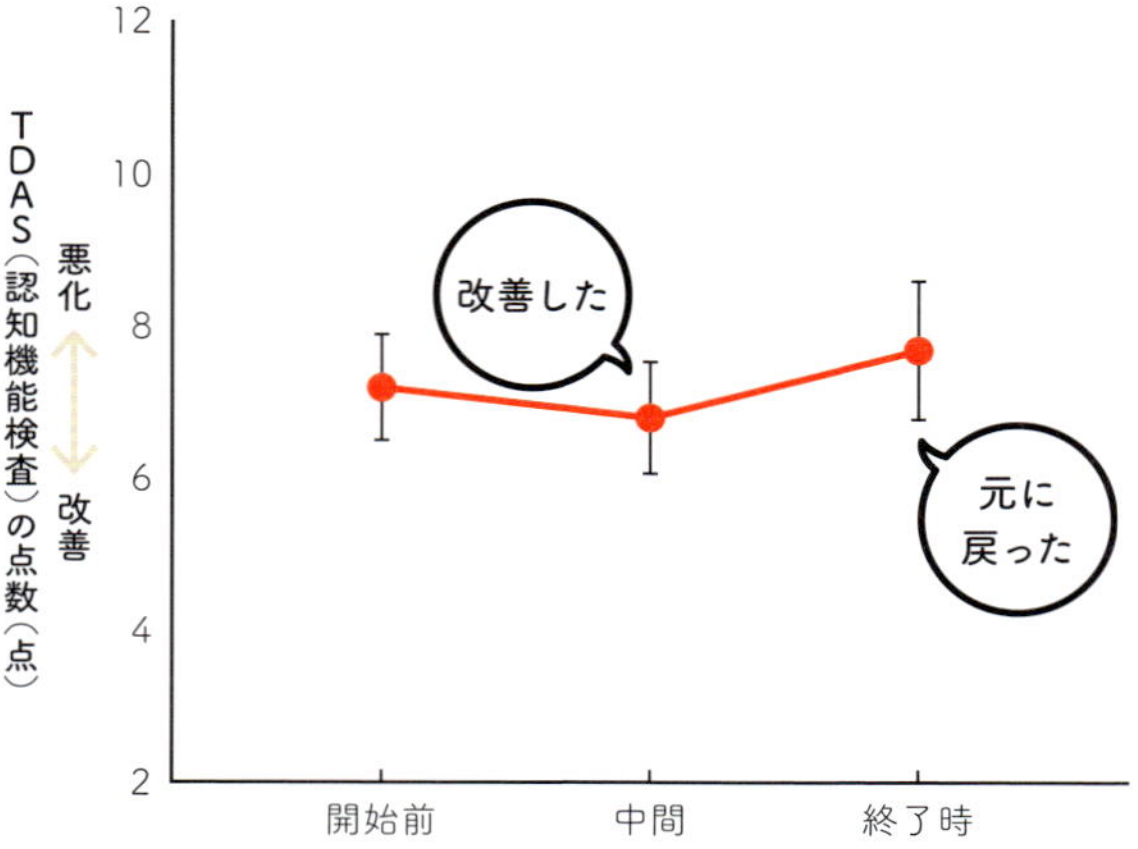

調査の流れ

開始前（検査期間）
↓ 4週間
プログラム実施
↓ 24週間
中間（中間検査期間）
↓ 4週間
介入なし
↓ 24週間
終了時（終了時検査期間）
↓ 4週間
終了

MCIの高齢者約70名を調査。週1回、約2時間のプログラムを24週間実施した結果、TDASで認知機能の改善が見られた一方、そこから1ヵ月の中間検査を経て、介入なしの期間を24週間設けたところ、改善していた点数が元に戻っていた。

※ Kouzuki M et al. A program of exercise, brain training, and lecture to prevent cognitive decline. Ann Clin Transl Neurol. ;7(3):318-328, 2020を参考に作成。

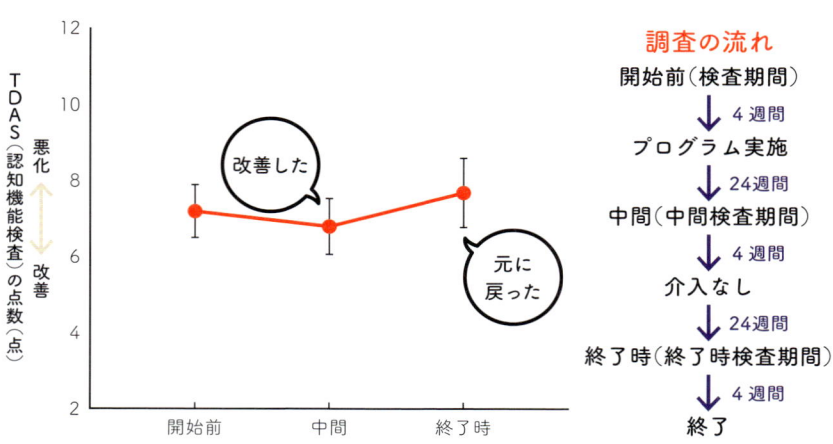

第3章

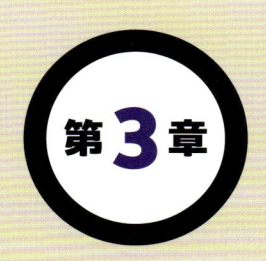

脳が喜ぶ
テクニックが
勢ぞろい

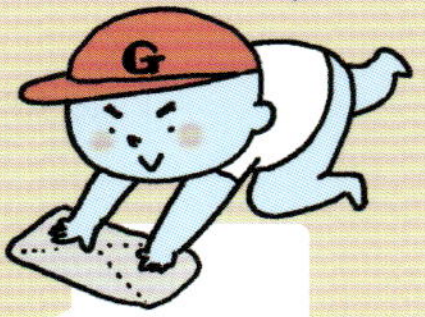

科学的に正しい！

脳のおそうじがはかどる暮らし方

45%以上のリスクに
アプローチ！

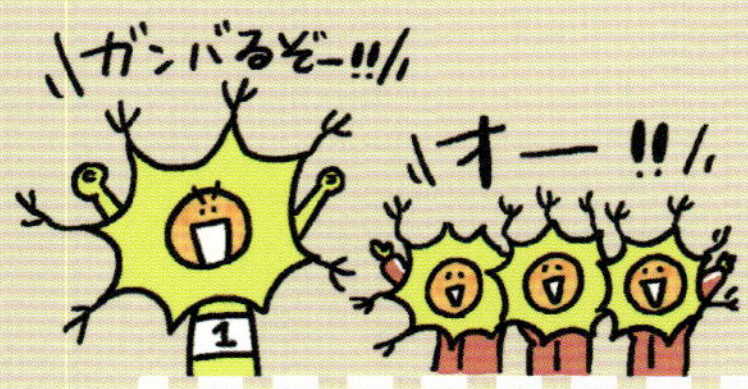

一流医学雑誌の分析結果をもとに、
認知症を予防する生活習慣を紹介。
本当に効くことだけを集めたので、
できるところから始めていきましょう。

症リスクを徹底回避

予想リスク因子も加えてもっと予防する

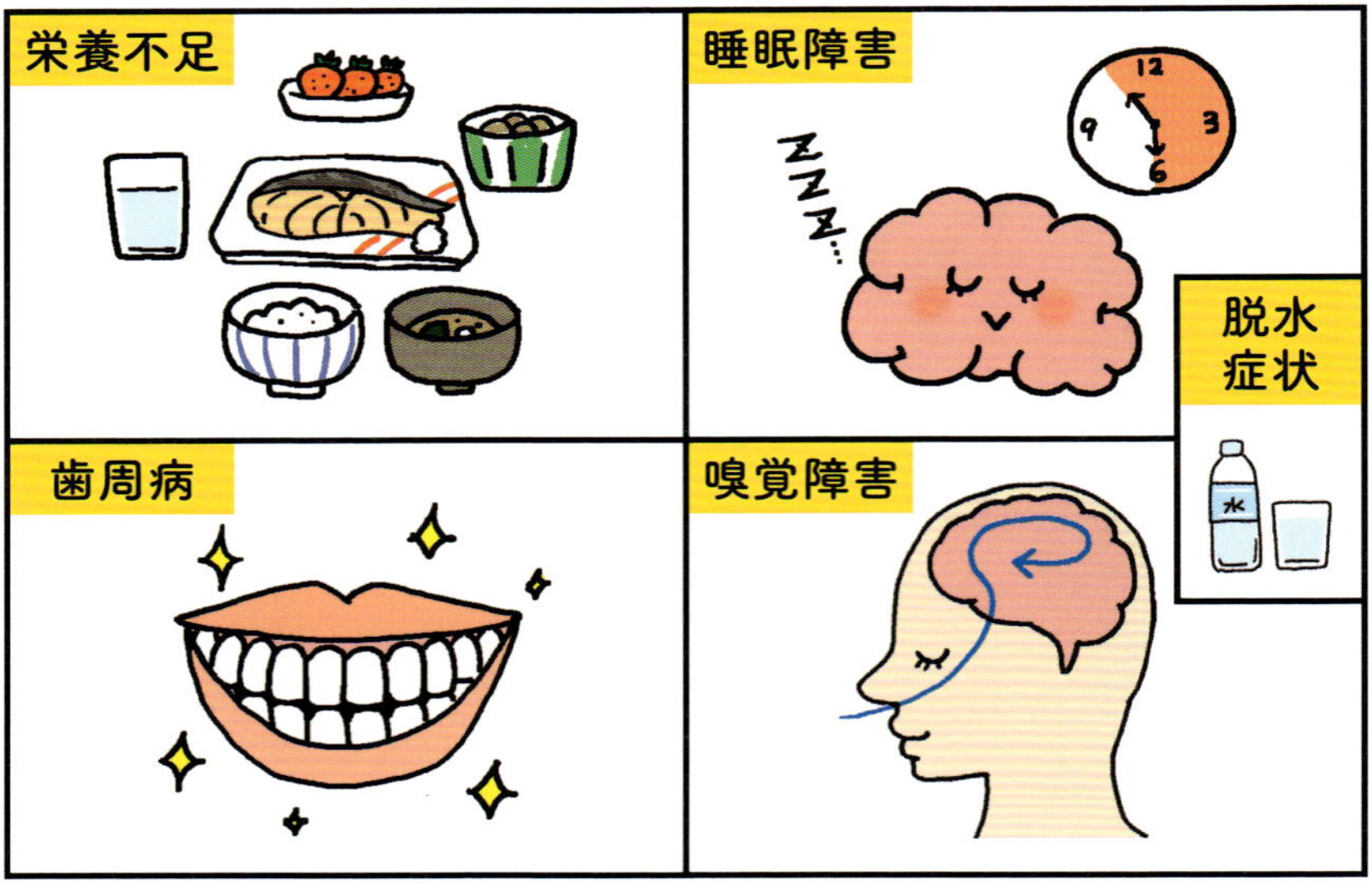

ランセット委員会が報告する認知症のリスク因子は、その多くが「とっとり方式認知症予防プログラム」で対策可能です。本章ではこれらの対策法に、ランセットが伝えていないリスク因子の対策も加えて、「浦上式生活習慣」として解説します。すべてに対応すれば45%以上の予防効果を得ることができるはず。ぜひ取り組んでみてください。

浦上式 生活習慣で認知

14のリスクはとっとり方式でカバー

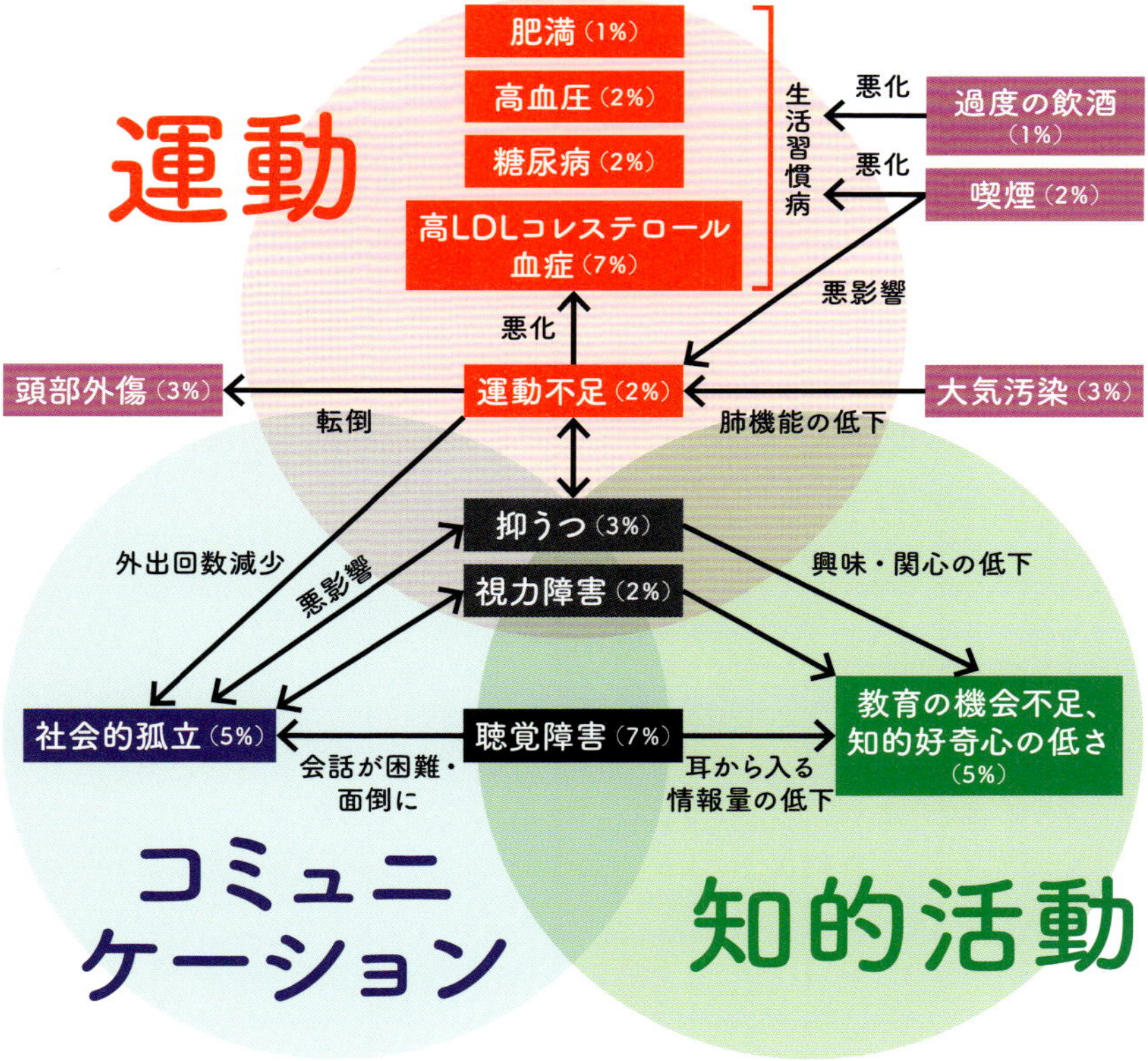

ランセットが報告する認知症の14のリスク因子は
運動、知的活動、コミュニケーションで対応。
さらに予想されるリスク因子も加えて
45%以上の予防効果をめざしています。

運動は脳を若返らせる

高血圧　肥満　糖尿病　高LDLコレステロール血症　運動不足　抑うつ　頭部外傷

ランセット委員会の報告には運動不足による認知症リスクは2％とありますが、**運動をすれば血圧や血糖値が下がります。高血圧や糖尿病といった他の認知症リスクの予防にもつながるため、その効果は2％以上**といえます。加えて運動は脳の血流やニューロンの働きを活発にする脳由来神経栄養因子（BDNF）を増やして認知機能を高めます。運動が体に良いからと毎日ウォーキングをしている人もいるでしょう。しかし有酸素運動をやりすぎると筋肉のアミノ酸を消費することになるので高齢の人は注意が必要です。やるなら有酸素運動と筋トレを組み合わせて、週2回を目安に継続していくといいでしょう。

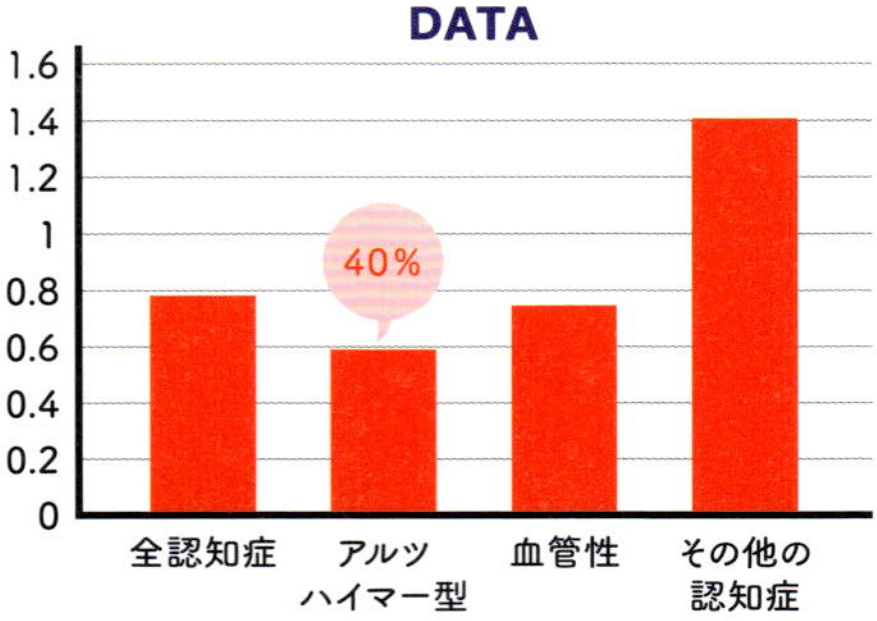

803名の健康な高齢者を17年間追跡。運動習慣が週1回未満の高齢者の認知症発症率を1として、週1回以上ある高齢者と比較したところ、後者の方が40％ほどアルツハイマー型認知症のリスクが低かった（久山町研究）。

※ Kishimoto H et al. The long-term association between physical activity and risk of dementia in the community: the Hisayama Study. Eur J Epidemiol. ;31(3):267-74, 2016を参考に作成。

浦上式！脳に効く運動のコツ

1万歩のウォーキングだけだと…（1000歩＝10分とした場合）

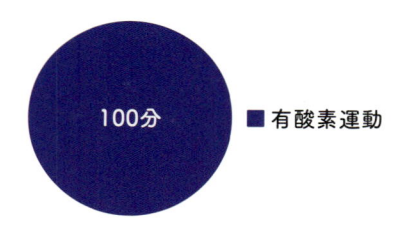

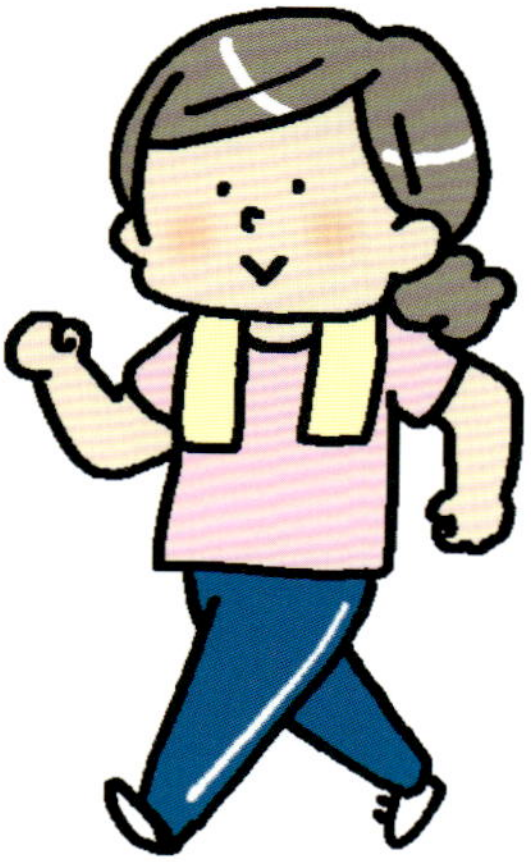

有酸素運動を継続して体内の炎症物質を抑制すれば、高血圧や高血糖といった生活習慣病由来の認知症リスクの対策に。ただし、やりすぎると筋力低下につながるので、高齢の人では注意が必要。

筋トレと組み合わせることが大事

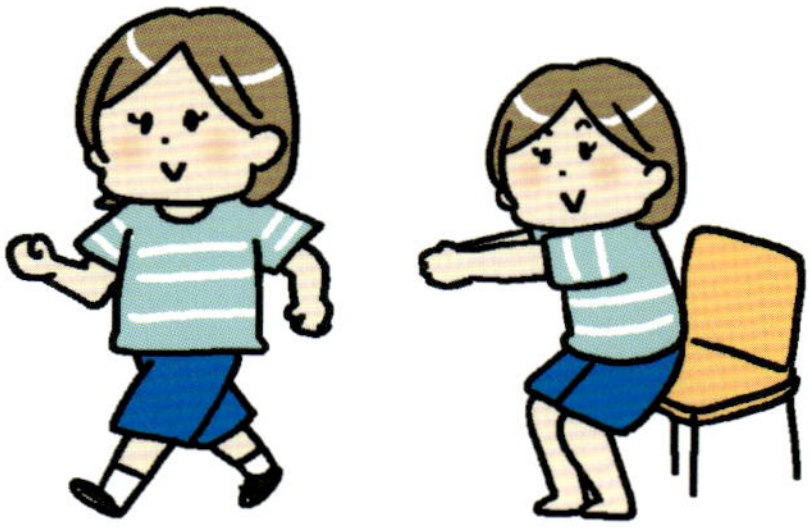

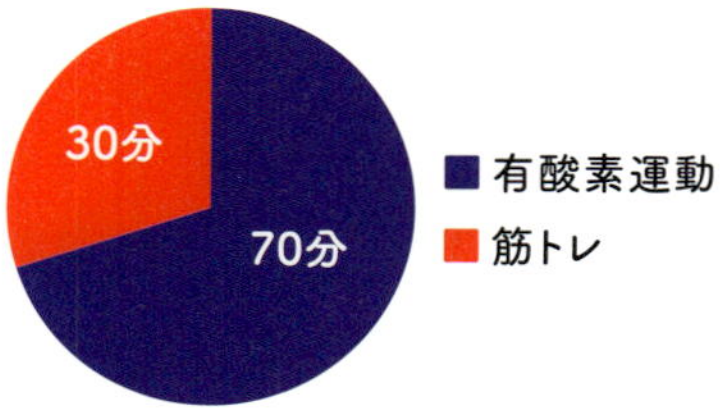

日	月	火	水	木	金	土
○		○			○	

週2回以上で十分

1万歩のウォーキングをするなら、3000歩分の時間で椅子スクワット（→ P57）などの筋トレを行う。運動頻度は多いほど良いという研究はあるが、継続が大事なので週2回くらいから始めると良い。

生活習慣 **2**

食事はバラエティとバランス

栄養不足　高血圧　肥満　糖尿病

バランスの良い食事は認知機能の低下を抑制します。国立長寿医療研究センターの疫学研究では、**食品摂取の多様性が高い人は、低い人に比べ、認知機能の低下リスクが4割も減っている**という結果が得られています。食品摂取の多様性が高い人は、たんぱく質やビタミンB群、微量栄養素などの摂取量が多いと考えられます。

一汁三菜《いちじゅうさんさい》を基本に、穀物は少なめに、主菜、副菜を多く食べましょう。また、同研究では、記憶と深く関係する**脳の海馬の萎縮程度も、食品の多様性が高い人ほど抑えられる**という結果が出ています。偏った食事がパターン化している人は要注意。1品目でも増やす工夫をしましょう。

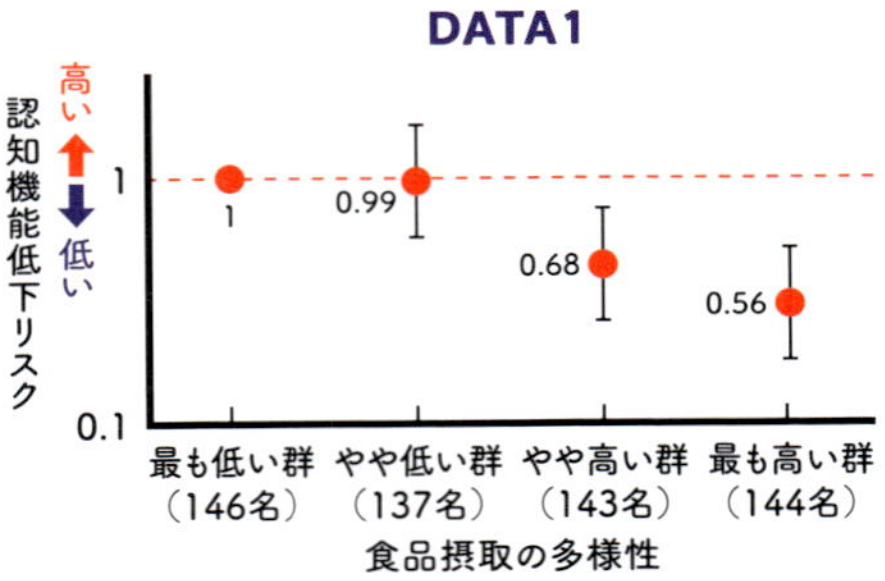

健康な高齢者570名を対象に、連続3日間で摂取した食品の多様性を点数化し、その後の認知機能低下との関係を調べた。食事の多様性が保たれている高齢者ほど認知機能低下リスクが減少していた（NILS－LSA）。

※国立長寿医療研究センターHP「食事と認知機能（4）【認知症予防】」を参考に作成。

一汁三菜にプラスするのが理想的

主菜
種類　肉、魚、卵、大豆類
栄養素　たんぱく質、脂質

果物
種類　みかん、りんご、柿、ぶどうなど
栄養素　ビタミンC、カリウム

乳製品
種類　牛乳、チーズ、ヨーグルト類
栄養素　カルシウム、ビタミンA、B1、B12

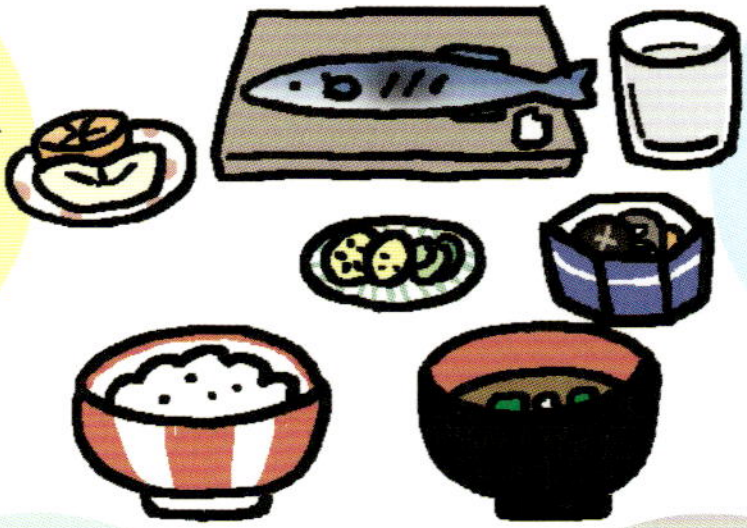

主食
種類　ごはん、パン、麺類
栄養素　炭水化物

副菜
種類　野菜、きのこ、いも、海藻類
栄養素　ミネラル、食物繊維、ビタミン

DATA2

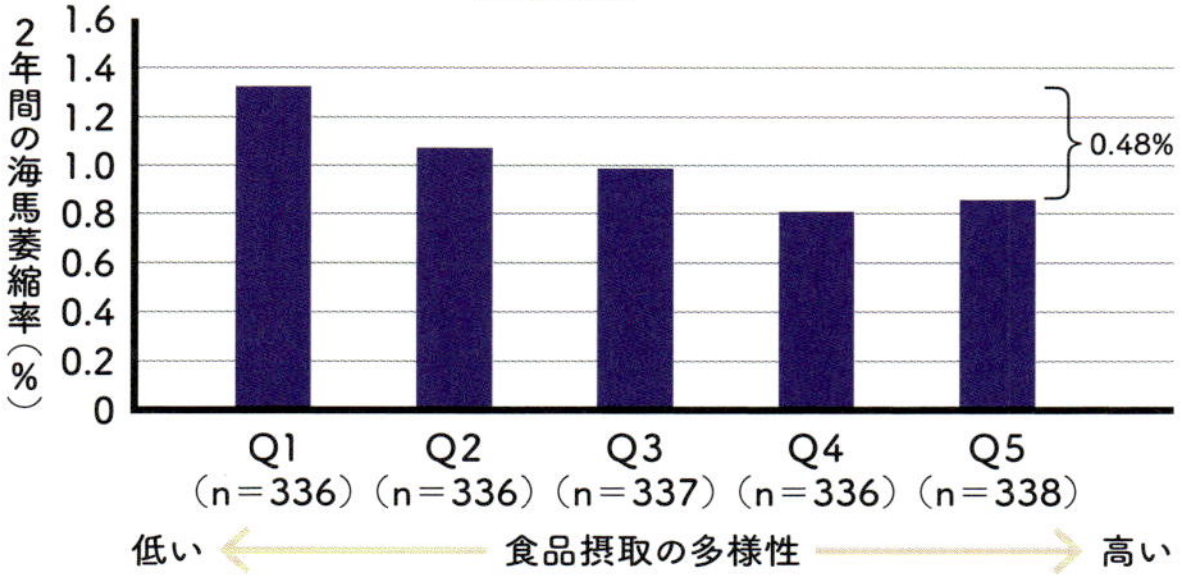

健康な高齢者1683名を対象に2年間の海馬の萎縮率を食事の多様性に基づく5つのグループで比較。多様性の最も高いグループは低いグループよりも記憶を司る海馬の萎縮率が抑えられていた（NILS－LSA）。

※ Otsuka R et al. Dietary diversity is associated with longitudinal changes in hippocampal volume among Japanese community dwellers. Eur J Clin Nutr. ;75(6):946-953, 2021を参考に作成。

どんな和食がいいの？

国立長寿医療研究センターで日本食と認知症と腸内細菌の関係を調査した結果、**認知症のない人は、認知症のある人に比べ、日本食を食べている割合が多く、特に魚介類、キノコ、大豆、コーヒーを多く摂取している**ことが明らかになりました。

調査は①伝統的日本食（米飯、味噌、魚介類、緑黄色野菜、海藻類、漬物、緑茶、牛肉・豚肉）、②現代的日本食（伝統的日本食に大豆、果物、キノコ類を加えたもの）、③コーヒーを含む現代的日本食の３つに分類して行われました。

同研究所では青魚に多く含まれるＤＨＡや豆類・イソフラボン、牛乳・乳製品も認知機能の低下リスクを抑えることを明らかにしています。日本食にプラスして食べるようにしましょう。

DATA3

	認知症なし	認知症あり
魚介類	65%	39%
きのこ	61%	30%
大豆類	63%	30%
コーヒー	71%	44%

もの忘れ外来を受診した85名の高齢者をアンケートなどで調査。認知症のない人と認知症の人の食事を比べた結果、認知症のない人の65％が魚介類を多く食べていたが、認知症の人で魚介類を多く食べていたのは39％に留まっていた。同様に認知症のない人の60％以上が、キノコ、大豆類、コーヒーを、より多く摂取していたことがわかった。

※国立長寿医療研究センターHP「日本食スコアは腸内細菌や認知症と関連あり」を参考に作成。

地中海食のポイントは？

地中海食とはイタリア、ギリシアなど地中海沿岸の国々で食べている伝統的な料理のこと。**オリーブオイル、果物や野菜、ナッツ類、魚介類**を多く使います。オリーブオイルは、ハーバード公衆衛生大学院の研究では1日に7・5mlを摂取した人は摂取しなかった人に比べ、認知症死亡リスクが28%低いことがわかりました。

DATA4

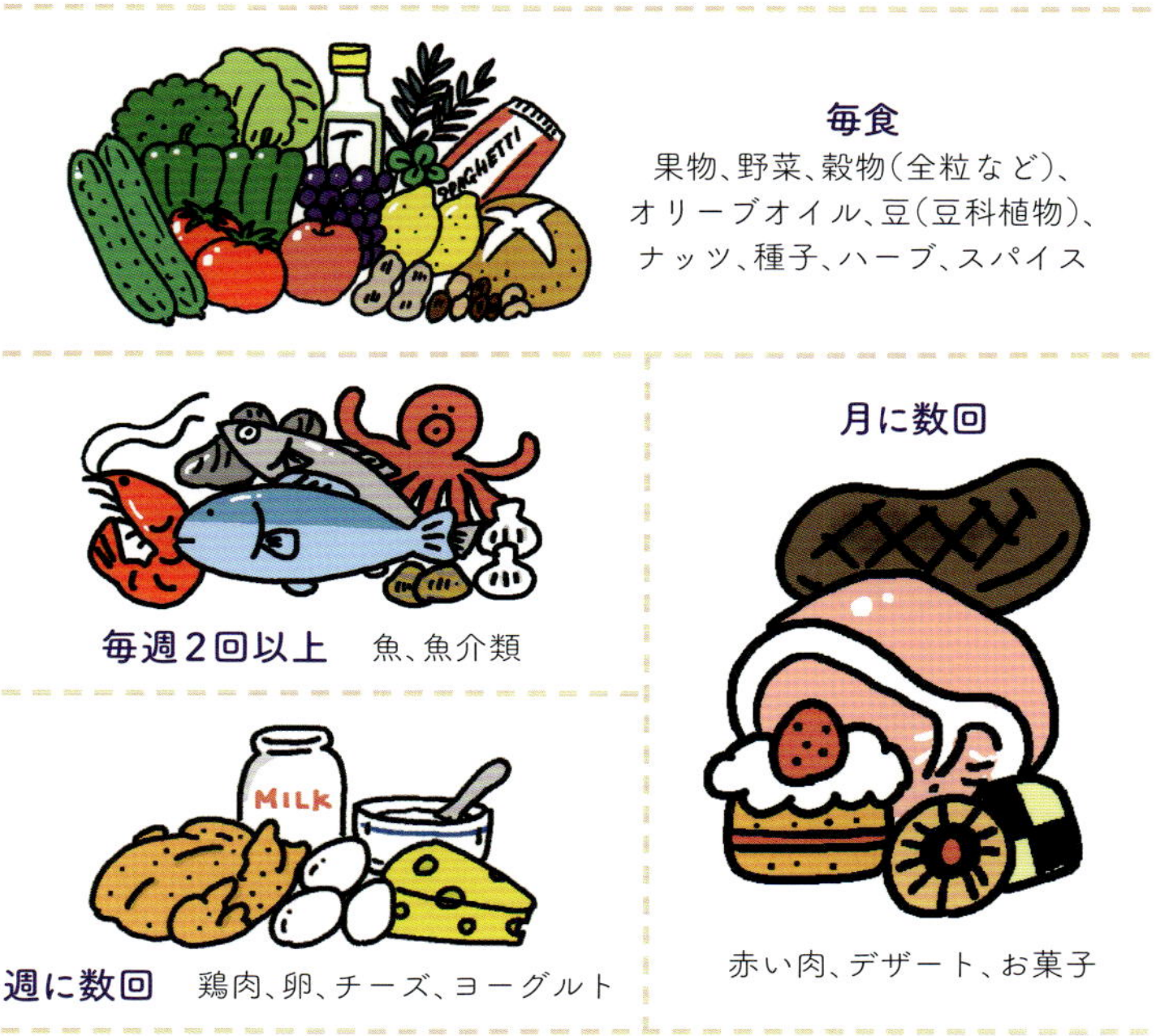
毎食
果物、野菜、穀物（全粒など）、
オリーブオイル、豆（豆科植物）、
ナッツ、種子、ハーブ、スパイス
毎週2回以上　魚、魚介類
週に数回　鶏肉、卵、チーズ、ヨーグルト
月に数回
赤い肉、デザート、お菓子

ハーバード公衆衛生大学院とWHOが1993年に作成した地中海食のパターンを食品別に分類。これらの食材を意識的に取り入れると良い。

生活習慣

3

脱水症状

カラダを水不足にしない

成人の体は約60％が水分ですが、**高齢になると体内の水分は減少し50％となり、脱水症状を起こしやすくなります。**筋肉の減少や腎機能や感覚機能が低下するためで、脱水症状を起こすと意識レベルが低下します。認知症の人の場合には、落ち着きがなくなり不安になったり、徘徊の原因になったりします。

高齢者が1日に失う水分量は約2・5リットルですが、食事に含まれている水分や代謝水（体内で栄養素がエネルギーになるときに生成される）で摂取できるので、飲料水としては約1・5リットルを目安に。**コーヒー、紅茶を飲むのもいいですが、アルコールは水分補給になりません**のでお酒はほどほどに。

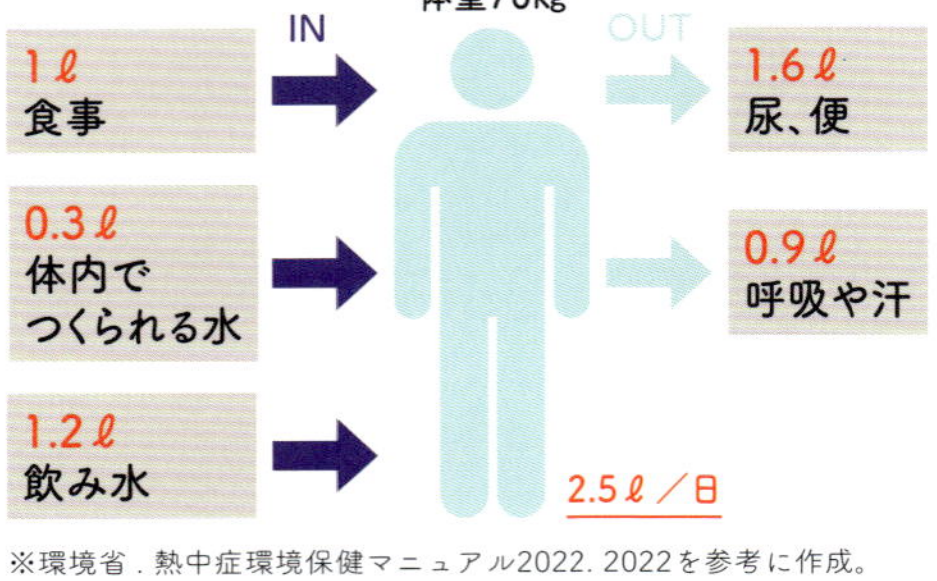

体内の水分量は摂取と排泄により調節されていて、体重70kgの成人で、1日あたり約2.5ℓが出入りするといわれている。

※環境省．熱中症環境保健マニュアル2022. 2022を参考に作成。

脱水症状と認知機能

高齢者

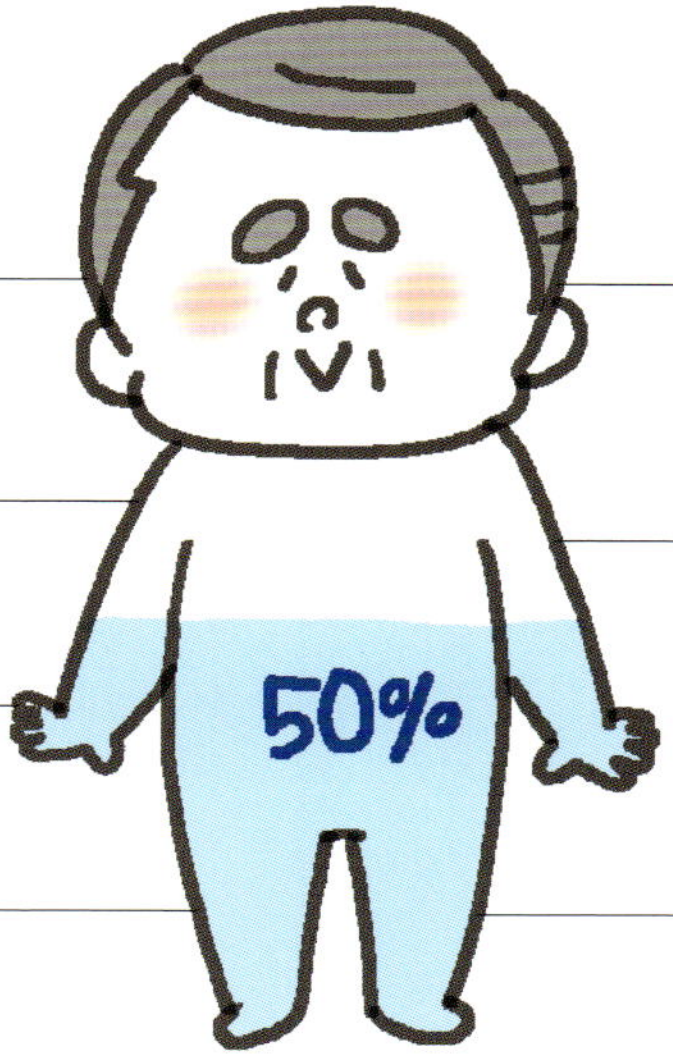

脱水しやすい理由

体内の水分量を制御している腎臓の働きが低下。

感覚機能が弱くなり、のどの渇きを感じられない。

心臓の病気や高血圧で利尿薬を服用している。

トイレを控えたいなどの理由で飲まないことが習慣化。

水分が減るとどうなる？

1～2％減少
のどの渇きや唇の乾燥。

3～4％減少
食欲不振、イライラ、皮膚の紅潮（体温上昇）、疲労困ぱい。

5％以上減少
言語不明瞭、呼吸困難、けいれん。

水分摂取のコツ

ガブ飲みしない
体液が急に増えるので心臓に負担がかかる場合も。こまめな補給を心がけるように。

起き抜けに必ず
就寝中に汗をたくさんかくので朝にコップ１杯分は飲むように。もちろん入浴後も。

コーヒー、紅茶
利尿作用はあるが何も飲まないよりはずっと良い。ただし、アルコールは控えること。

果物、お菓子
スイカやイチゴなど水分をたくさん含む野菜や果物、水ようかんなどのお菓子もＯＫ。

生活習慣

4

睡眠障害

睡眠は6〜7時間がベスト

脳内のアミロイドβは寝ている間に排出されますが、睡眠時間が短くても長過ぎても蓄積しやすくなります。そして脳のごみとして溜まり続け、認知症につながってしまいます。

そうならない睡眠時間は、個人差はあるものの6〜7時間といえるでしょう。睡眠のメカニズムには、**ずっと起きていると自然と眠くなるという生理的な反応に加えて、メラトニンという脳の温度を下げて眠気を誘うホルモンの働き**が関わっています。メラトニンは加齢で少しずつ低下するため、それを補って良質な睡眠をとるには、日中にしっかり活動して睡眠欲求を高めることが大切。体内時計を整える規則正しい生活も意識しましょう。

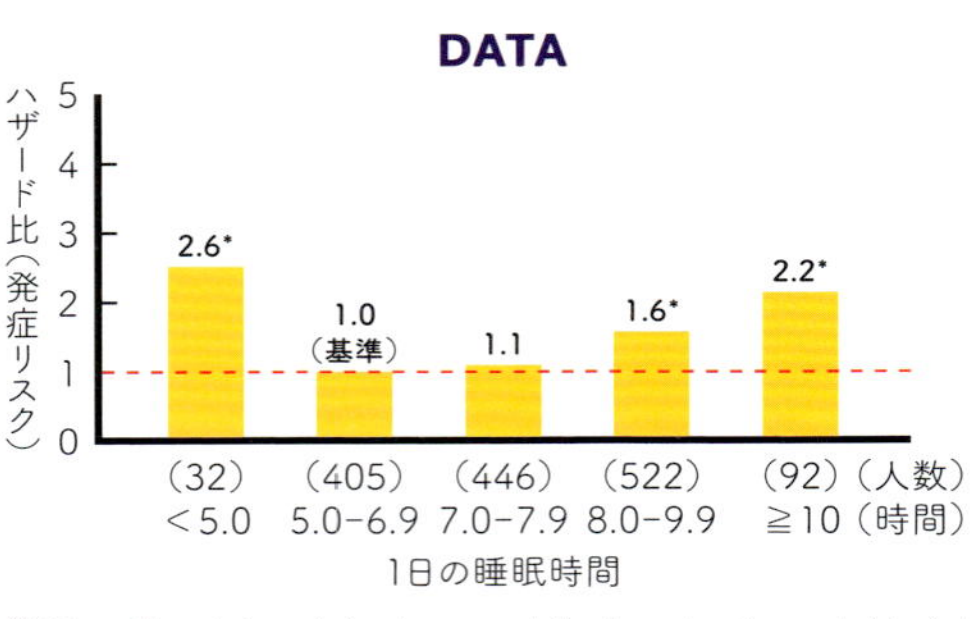

認知症のない日本人の高齢者1517人を10年間追跡。有意にアルツハイマー型認知症の発症リスクの高かったのは、睡眠時間が5時間未満と8時間以上の人たちだった（久山町研究）。

※ Ohara T et al. Association between daily sleep duration and risk of dementia and mortality in a Japanese community. J Am Geriatr Soc. ;66(10):1911-1918, 2018／小原 知之，二宮 利治．1)認知症コホート研究から(1)：久山町研究．日本内科学会雑誌．；108(9)：1737-1742, 2019を参考に作成。

脳のおそうじを促す眠り方のコツ

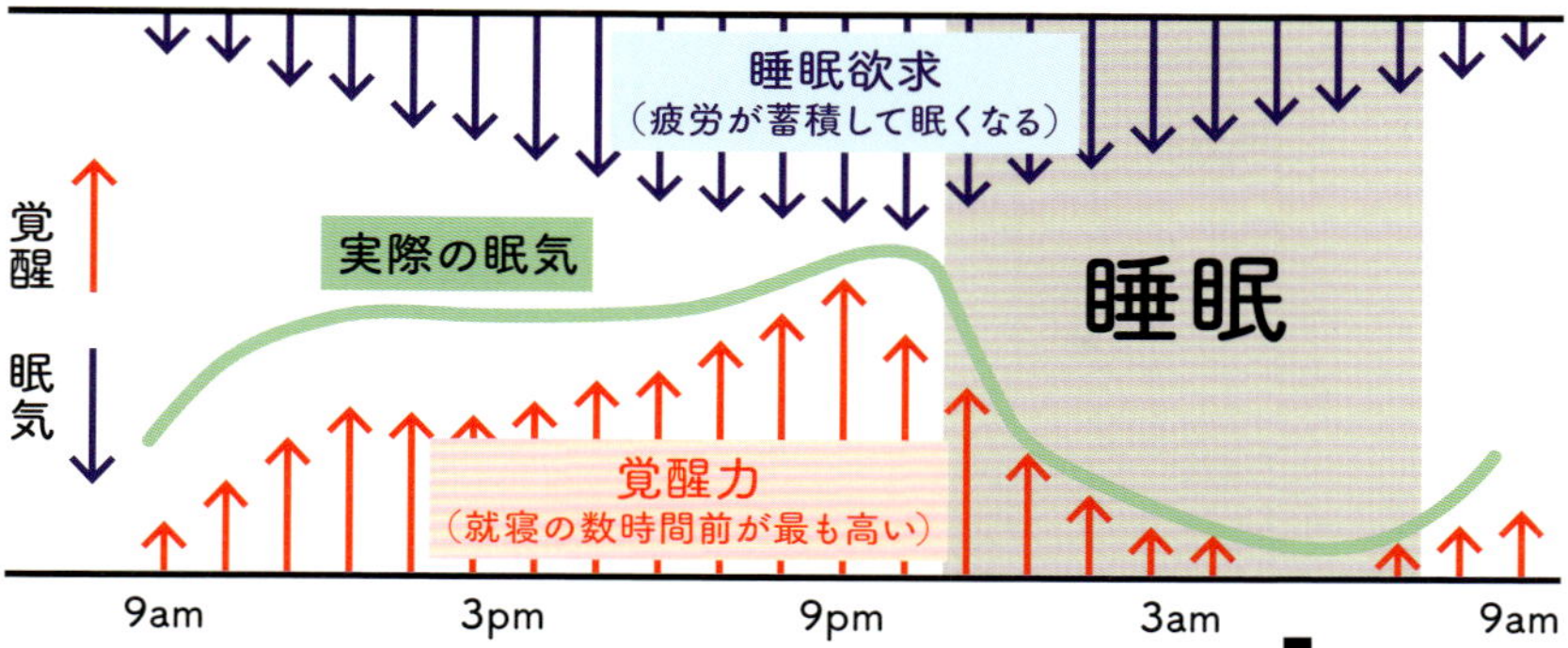

眠気の引き金になるメラトニンの分泌は加齢でどんどん低下する。脳内のアミロイドβを除去するおそうじシステムは睡眠時に高い効果を発揮するので、メラトニンが低下しても良質な睡眠のとれる習慣づくりが大切。

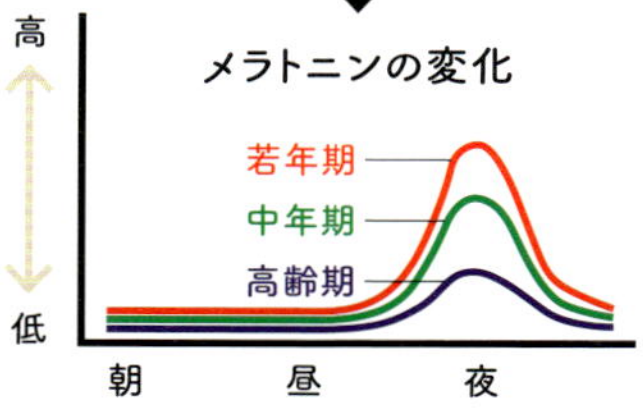

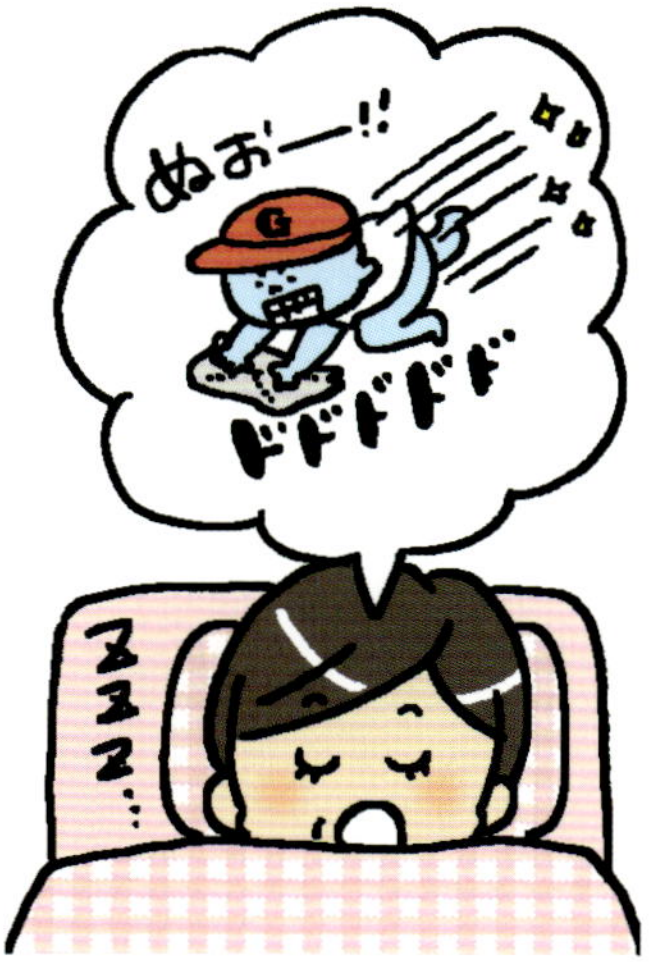

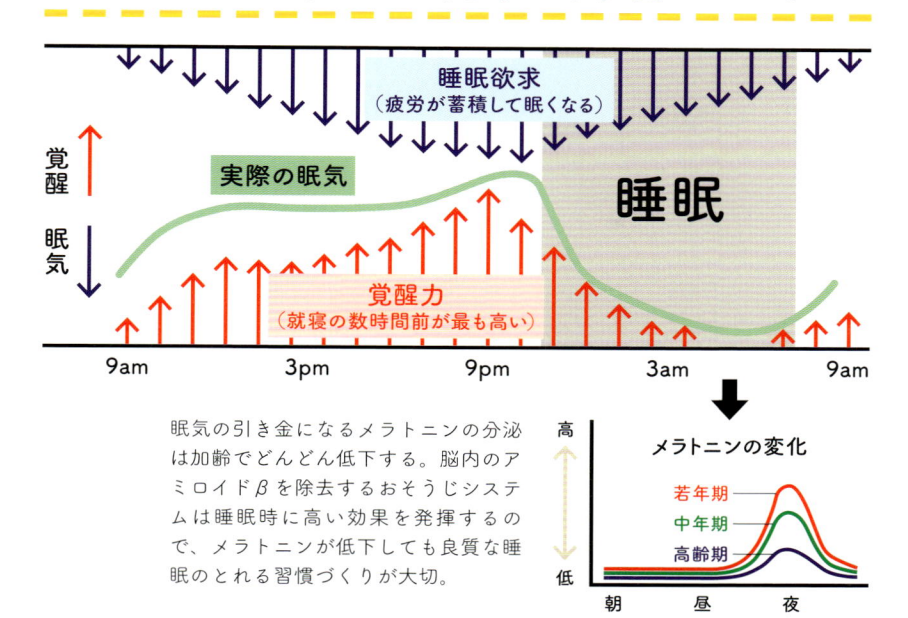

睡眠欲求を高める習慣

日中は積極的に行動して体をしっかり疲れさせる。夜は就寝の約2時間前に入浴して体の熱放散を促しておけば、メラトニンの分泌と深部体温が低下するタイミングを合わせることも。アロマでリラックスもおすすめ。

体内時計を整える習慣

朝起きたら陽の光を浴びて、メラトニンの分泌を促すスイッチを入れる。朝食はしっかり摂って、体内の臓器を目覚めさせる。スマホやパソコンから出るブルーライトはメラトニンを阻害するので就寝前の使用は控える。

※厚生労働省 e- ヘルスネット , 三島和夫 . 眠りのメカニズム . 2023-1-23を参考に作成。

聴覚障害

聞こえなければ補聴器に頼る

聴力に関わるのは耳の奥、蝸牛《かぎゅう》のなかにある有毛細胞《ゆうもうさいぼう》です。音は空気を伝って耳介で集められ鼓膜に伝えられますが、このときの振動を電気信号に変換して神経細胞に伝える役割を果たします。そのため有毛細胞のダメージは聴力低下（ヒアリングフレイル）に直結します。**有毛細胞は一度死ぬと元に戻らないので長時間大きな音を聞き続けないようにするなど、刺激を与えすぎない**ことが肝心。また、耳の聞こえが悪くなったときも補聴器を使って生活に支障が出ないようにします。中年期に耳が遠くなってくると他人とのコミュニケーションが減り、その結果、脳が使われなくなり、脳の萎縮をもたらすことになります。

DATA

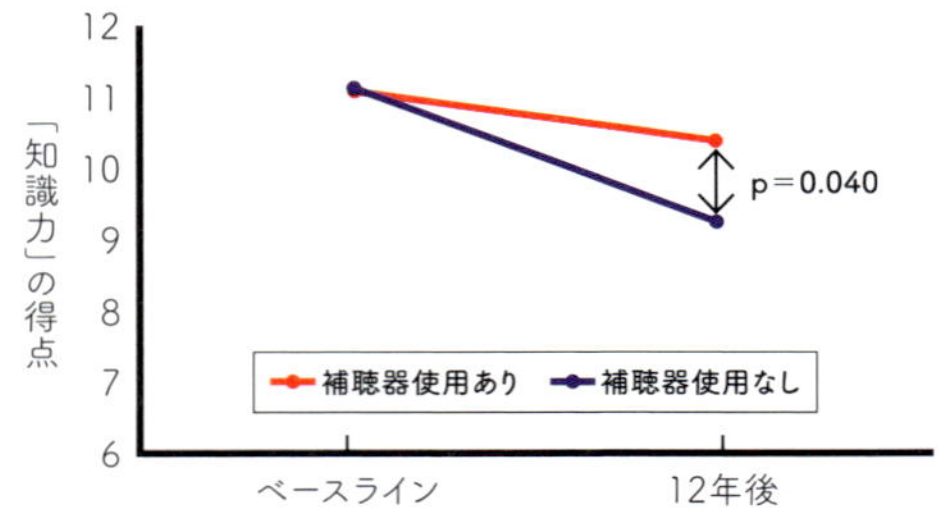

中等度の難聴に該当する約400名の高齢者を対象に、12年間の認知機能の変化を解析。補聴器を使っている人は、使っていない人に比べて知的な能力である「知識力」の低下が抑えられていた。

※国立長寿医療研究センターHP「補聴器を使用すると認知機能低下を予防できる？【認知症予防】」を参考に作成。

ヒアリングフレイルを予防する

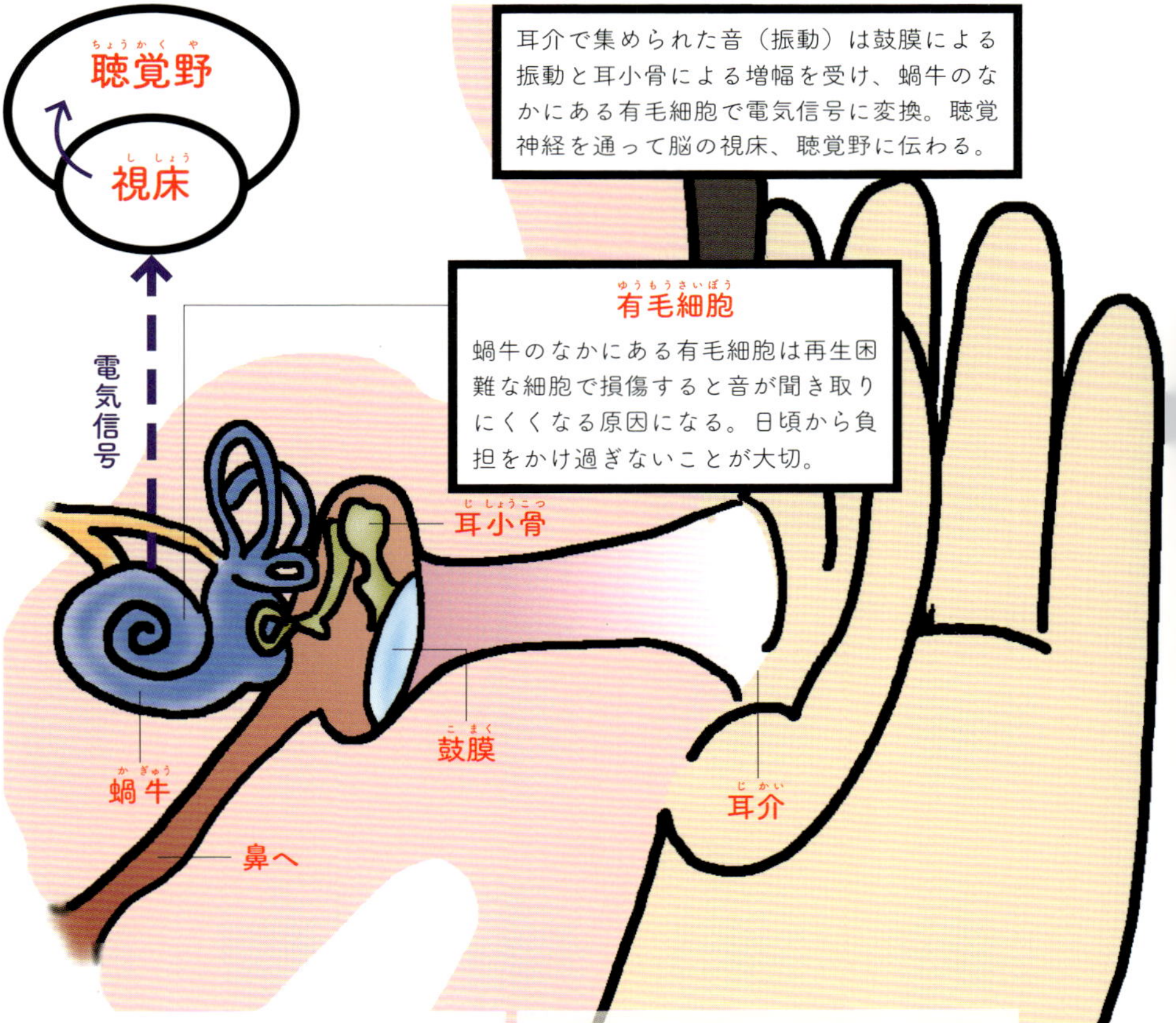
耳介で集められた音（振動）は鼓膜による振動と耳小骨による増幅を受け、蝸牛のなかにある有毛細胞で電気信号に変換。聴覚神経を通って脳の視床、聴覚野に伝わる。
聴覚野《ちょうかくや》
視床《ししょう》
電気信号
有毛細胞《ゆうもうさいぼう》
蝸牛のなかにある有毛細胞は再生困難な細胞で損傷すると音が聞き取りにくくなる原因になる。日頃から負担をかけ過ぎないことが大切。
耳小骨《じしょうこつ》
鼓膜《こまく》
蝸牛《かぎゅう》
耳介《じかい》
鼻へ

長時間、大音量で聞かない

有毛細胞に負担をかけないようにカラオケやパチンコ店などの大きい音のする場所には長時間滞在しないようにする。ヘッドホンで音楽を大音量で流すなども控えた方が良い。

難聴の人は補聴器を使う

コミュニケーションに支障が出ないように補聴器の利用を検討するべき。海外の研究では、早い段階で補聴器を使うようにした人ほど認知症になりにくかったという報告も。

生活習慣 6

歯周病

歯のケアをサボらない

近年、歯周病が認知症に関わっていることが明らかになってきました。**歯周病菌が血管に乗って脳に侵入し、アルツハイマー病の重要なリスク因子になる**と考えられています。

国立長寿医療研究センターでは外来患者183人を調査したところ、慢性歯周炎のある人は、ない人に比べて明らかに認知機能が低下していました。また、マウスの実験では、歯周病を発症したマウスの脳内のアミロイドβを調べた結果、そうでないマウスに比べ脳内の沈着が増え、認知機能が悪化していました。

歯ブラシやデンタルフロスで歯の汚れをとりつつ、仮に歯を失っても入れ歯やインプラントで噛む力を失わないようにします。

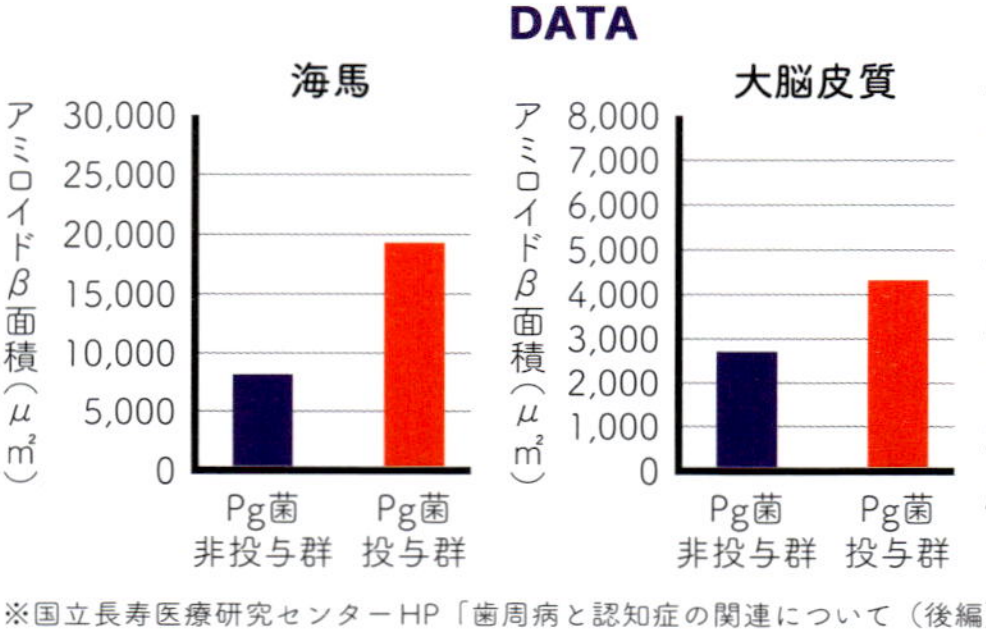

マウスを使った実験。Pg菌（歯周病菌の一種）を与えて歯周病を発症させたマウスは、歯周病を発症しないマウスに比べて認知機能が低下し、脳内のアミロイドβも増えていた。

※国立長寿医療研究センターHP「歯周病と認知症の関連について（後編）歯周病と歯周病菌は認知症を悪化する？」を参考に作成。

歯の健康と認知症の関係

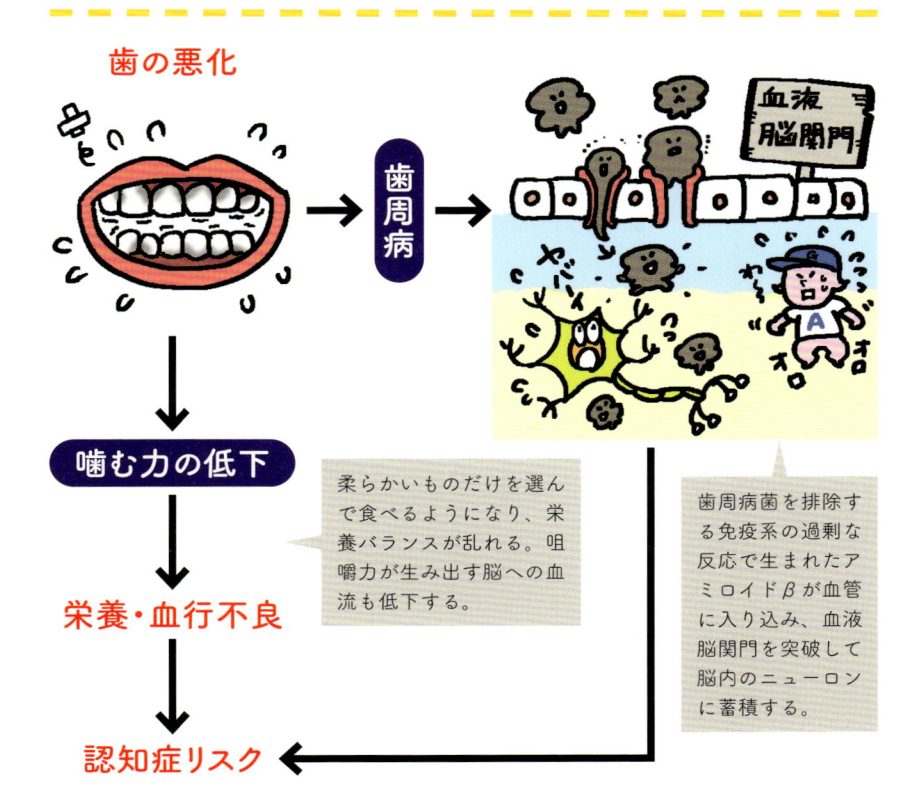

歯の悪化

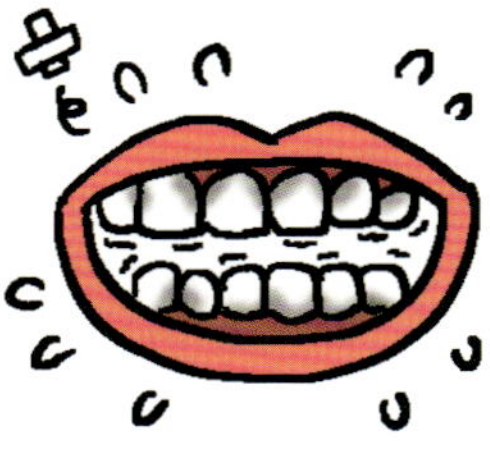

→ 歯周病 →

噛む力の低下

柔らかいものだけを選んで食べるようになり、栄養バランスが乱れる。咀嚼力が生み出す脳への血流も低下する。

栄養・血行不良

歯周病菌を排除する免疫系の過剰な反応で生まれたアミロイドβが血管に入り込み、血液脳関門を突破して脳内のニューロンに蓄積する。

認知症リスク

予防1　噛む力を取り戻す

歯を失っても入れ歯やインプラントで噛む力を回復できればOK。栄養のあるものを食べられるようになり、しっかり噛むことで歯茎の血行も良くなる。

予防2　王道デンタルケアをしっかりと

1　食後はすぐに歯を磨く
2　デンタルフロスも利用する
3　歯科医院で定期的に検査

生活習慣

7

頭部外傷

頭のケガに気をつける

頭部のけがの認知症リスクは3%ですが、**ニューロンを守るうえでは中年期に限らず若年期から気をつけるべき**です。

脳しんとうを起こしやすいスポーツはできるだけ避けるようにして、自転車やバイクに乗るときはヘルメットの装着を。骨を弱らせないようにカルシウムも摂取しましょう。

脳にダメージを与えないために

乗り物

自転車のヘルメットはSGマークなどが記載された安全基準をクリアしたものを選ぶ。正しく着用することも大切。

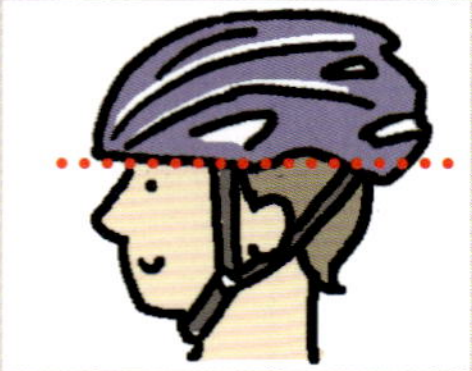

水平にすっぽりかぶり、グラグラしないようにひもで調整。

スポーツ

ボクシング、アメフトなどの頭のケガにつながりやすいものより、テニスや水泳といったノンコンタクトな種目に。

転倒対策

骨が弱いとケガの重症化につながる。脳のおそうじ体操で感覚機能を養いつつ、カルシウムやビタミンDの摂取を。

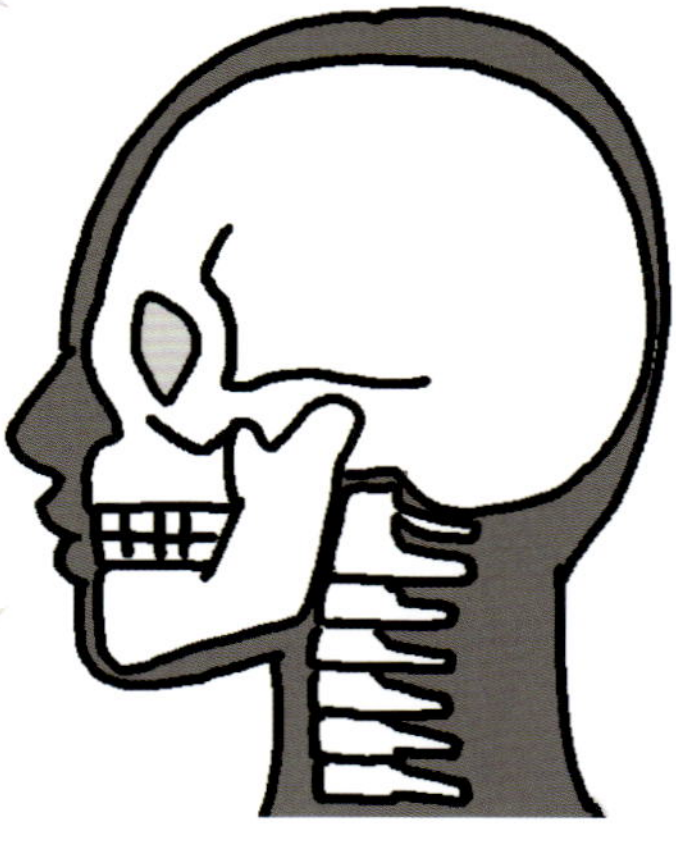

生活習慣
8

過度の飲酒

アルコールはほどほどに

アルコールの大量摂取はビタミンB1が不足して、ウェルニッケ・コルサコフ症候群という記憶力が大きく失われる脳の病気になりやすいことが知られています。海馬の脳の萎縮の進行も早まります。1日平均約20グラムを節度ある適度な飲酒量として心がけましょう。

純アルコール量の算出式

摂取量（ml） × アルコール濃度（度数／100） × 0.8（アルコールの比重）

例　ビール500ml（５％）の場合は、500（ml）×0.05×0.8＝20（g）

ビール	日本酒	ウイスキー	焼酎	チューハイ	ワイン
500ml（中瓶1本、1缶）	180ml（1合）	60ml（ダブル）	72ml（0.4合）	350ml（1缶）	200ml（グラス1.5杯）
アルコール量					
5％	15％	43％	35％	7％	12％
純アルコール量					
20g	21.6g	20.6g	20.2g	19.6g	19.2g

純アルコールで1日平均20g程度が
節度ある適度な飲酒量
（飲酒習慣のない人は無理に飲む必要はない）

※厚生労働省．健康日本21（アルコール）／健康に配慮した飲酒のガイドラインを参考に作成。

生活習慣 9

嗅覚障害

いい香りでリラックス

アルツハイマー型認知症では、鼻の奥にある嗅神経《きゅうしんけい》にもアミロイドβが溜まることがわかっていて、**認知障害よりも先に嗅覚障害が起こりやすい**のが特徴です。嗅神経は脳の神経で唯一外界とつながっているので、ここが弱ると外からの刺激が脳に伝わりにくくなり、それが認知症を引き起こすと考えられているのです。現在、**嗅神経にアプローチして認知機能の悪化を防ぐ方法にアロマセラピーがあります。**アロマオイルはオーガニックを選び、昼は脳を活性化する香りで柑橘系《かんきつけい》の2種類を配合したもの、夜は脳の疲れを取るもので昼用とは違う柑橘系の香り2種類を配合したものを毎日最低2時間使うようにします。

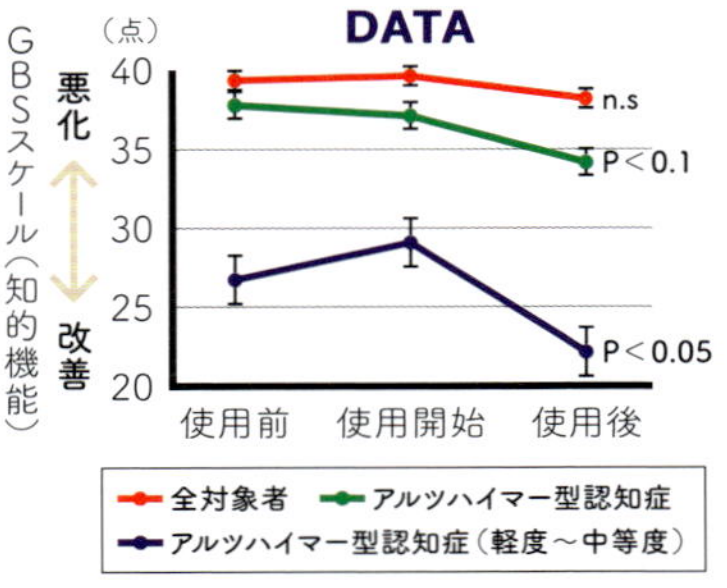

高齢者28名を対象に、朝と夜で毎日2時間、アロマセラピーを実施した調査結果（朝はローズマリーにレモンを配合したアロマ、夜はラベンダーにオレンジを配合したアロマを使用）。28日後、アルツハイマー型認知症の高齢者のうち、軽度～中等度の人（5名）で、認知機能（点数が低いほど良い）の改善が認められた。

※木村有希ほか．アルツハイマー病患者に対するアロマセラピーの有用性．Dementia Japan. ;19: 77-85, 2005を参考に作成。

嗅神経から脳細胞にアプローチ

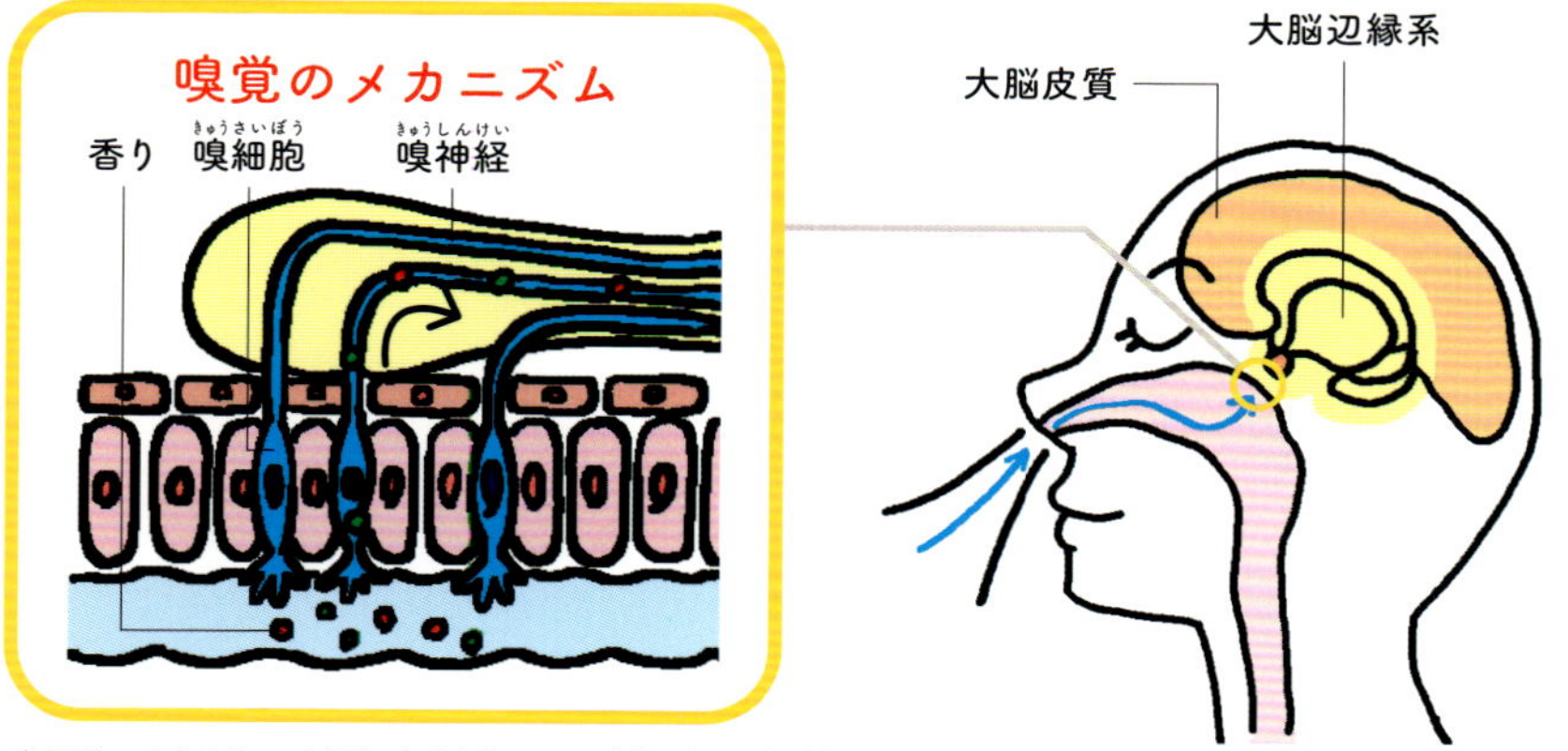

嗅細胞の受け取る刺激（香り）は、嗅細胞、嗅神経を介して海馬が存在する大脳辺縁系にダイレクトに伝わる。この回路を弱らせず、良い刺激を与え続けることが認知機能を守るコツ。

海馬に効く アロマセラピーのポイント

柑橘系がおすすめ

「ローズマリーカンファー」と「レモン」のアロマオイルを２対１で配合した香りと、「真正ラベンダー」と「スイートオレンジ」のアロマオイルを２対１で配合した香り。

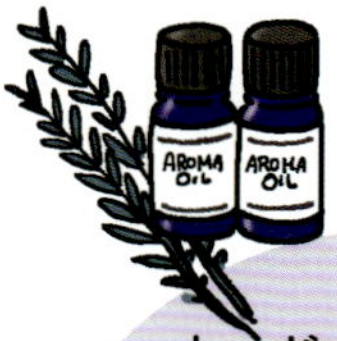

オーガニックを選ぶ

化学合成で疑似的な香りを再現した「人工オイル」ではなく、無農薬栽培の植物から抽出される「天然オイル」を選ぶ。オーガニック認証団体の認証の有無も判断材料に。

できるだけ毎日欠かさず

アロマセラピーは毎日行うのが基本。同じ部屋にいることが多いならディフューザーなどの芳香器を、歩き回ることが多いならアロマペンダントを身につける使い分けを。

喫煙

禁煙は早いほど効果が出る

喫煙の認知症に対するリスクの世代は、以前は高齢期でしたが、中年期のリスクに変更されました。喫煙は期間が長いほど認知機能が低下する可能性があるため、早い時期からの禁煙を促していると考えられます。煙草は吸っている本人だけでなく、その周囲の受動喫煙者にもリスクを与えます。また電子たばこでもリスクはあります。

福岡県久山町で高齢者616人を対象に行った調査では**生涯にわたり煙草を吸わなかった人に比べ、喫煙歴の長い人ほど認知症の発症リスクが上がる**結果が明らかとなっていました。自分一人では禁煙が難しいと思う人は、病院の禁煙外来の受診をし、医師のアドバイスを受けましょう。

DATA

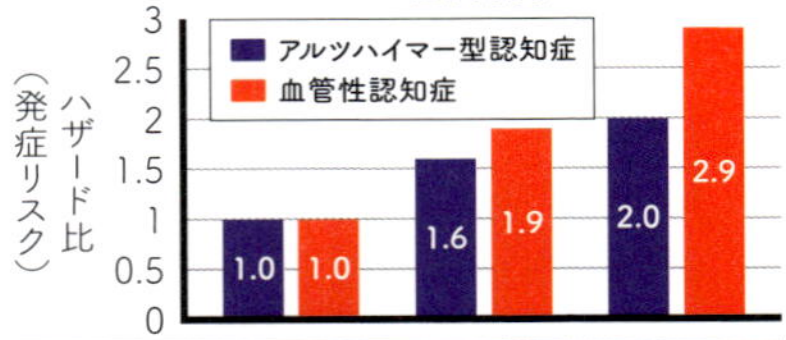

人数	409	95	112
中年期	非喫煙	喫煙	喫煙
高齢期	非喫煙	非喫煙	喫煙

喫煙レベル

65歳以上の高齢者616人を対象に喫煙歴の変化が認知症発症に及ぼす影響を検討した結果。生涯にわたり煙草を吸わなかった群を基準（1）としたとき、中年期から高齢期で喫煙歴の長い人ほど認知症の発症リスクが上がることがわかった（久山町研究）。

※ Ohara T et al. Midlife and late-life smoking and risk of dementia in the community : the Hisayama Study. J Am Geriatr Soc. ;63(11):2332-9, 2015／小原 知之，二宮 利治．1）認知症コホート研究から(1)：久山町研究．日本内科学会雑誌．; 108(9): 1737-1742, 2019を参考に作成。

生活習慣
11

大気汚染

大気の汚れも脳細胞に悪い

大気汚染は高齢期に注意すべき認知症リスク。PM2・5などの汚染物質は血管を傷つけ、脳内のアミロイドβの蓄積を促し、脳神経に影響を与えることが知られています。ただ、世界と比べて日本の空気はそれほど汚れていません。心配しすぎず、無理のない範囲で対策しましょう。

PM2.5に関する環境省の基準

環境基準	1年の平均値が15μg/㎥以下であり、かつ 1日の平均値が35μg/㎥以下であること。	
注意喚起の判断基準値	午前中早めの時間帯での判断 5時～7時 1時間値85μg/㎥超	午後からの活動に備えた判断 5時～12時 1時間値80μg/㎥超
行動の目安	① 不要不急の外出や、呼吸器系の過度の負担が長時間続くような屋外での激しい運動はできるだけ減らす。 ② 屋内では換気や窓の開閉は最小限にする。 ③ 呼吸器・循環器系疾患のある人、子ども、高齢者はより慎重に。	

※70μg/㎥の場合も③に該当する人は体調の変化に注意する。

予防1　濃度をチェックする

環境省の基準値やホームページ「そらまめくん（※）」などを参考に、高濃度の時間帯での外出は控える。

予防2　防塵マスクや空気清浄機を使う

やむを得ず外で活動するときはマスクを着用。屋内なら窓の開閉を最小限に。空気清浄機の設置も◎。

※そらまめくん（https://soramame.env.go.jp）

生活習慣 12

目の不調は放っておかない

視力障害　社会的孤立

視力障害の中でも、特に高齢期に起こりやすい白内障が認知機能の低下につながることが分かってきています。白内障の手術を受けたことのある人は手術をしたことのない人に比べ、認知機能の低下が少なかったという研究結果が出ています。見えづらくなったら、早めに眼科で検査を受けましょう。

加齢がリスクになる目の病気

	白内障 眼の水晶体が濁り、光が網膜に届きにくくなる。	緑内障 眼圧の異常な上昇などにより、視神経が傷ついて起こる。
症状	・視界がぼやける、かすむ。 ・左右の目で見え方が違う。 ・まぶしさを感じる。 ・ものが二重に見える。	・視野がだんだん狭くなる。 ・視界の一部がぼやけたり、欠けて見えたりする。 ・放置していると失明につながる。
治療	進行を抑える点眼薬が基本。進行を抑制できず、生活に支障がある場合は、手術で濁った水晶体を取り除き、人工的な眼内レンズを挿入する。	基本は眼圧を下げる点眼薬で進行を抑える。症状が進行する場合は、レーザー治療や手術で眼内の水分（房水）の逃げ道を作って眼圧を下げる。
予防	外に出るときは、紫外線を減らすメガネやサングラスを使用する。目をこすり過ぎるなど物理的ダメージを避ける。糖尿病、過度の飲酒、喫煙はリスク因子。	生活に支障が出るまで気づきにくい。強度の近視、高血圧、糖尿病などもリスク因子。40歳を過ぎたら5年に1度は検査を受ける。

早期に発見し、初期段階から適切な治療を行うことが大事

生活習慣
13

悪玉コレステロールを減らす

高LDLコレステロール血症

血液中に含まれる悪玉（LDL）コレステロールは、高値になると脂質異常症や動脈硬化のリスクになります。ランセット委員会の報告では、中年期の認知症リスクの7％を占める大きなもので、これは**コレステロールの代謝がアミロイドβの蓄積に関係していて、アルツハイマー型と血管性認知症の両面で注意が必要**のため。予防は数値を上げすぎないことなので、「脳のおそうじ体操」で悪玉コレステロールを回収する善玉コレステロールを増やす工夫をしつつ、食生活では脂身の肉やバターを控えるように。すでに治療を受けている人は医師とよく相談しましょう。

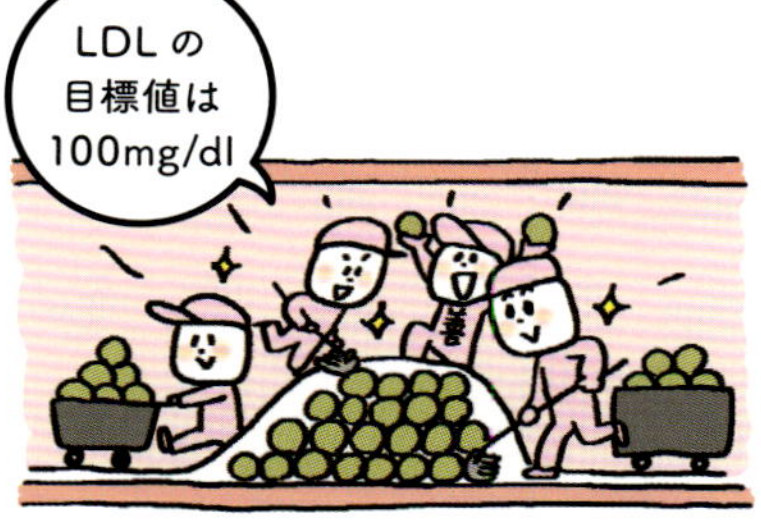
LDLの目標値は100mg/dl

プラークで硬くなった血管のコブを元に戻すのは困難。健康診断でLDLコレステロール値が高いと言われているなら放置せず、運動や食生活で善玉コレステロールを増やす工夫を。薬での治療も大切。

生活習慣
14

おしゃべりを楽しむ人になる

社会的孤立

教育の機会不足、知的好奇心の低さ

抑うつ

誰かとおしゃべりしたり一緒に過ごしたりすることは、高齢期の認知症リスクの5％を占める「社会的孤立」を防ぐ上で欠かせません。東京都健康長寿医療センターの調査では、**ひとり暮らしであることや、家族と同居していることよりも、社会的交流の少ないことが認知機能の低下や死亡率に関わっている**ことが示唆されています。

コミュニケーションは大切ですが、同じメンバーと話すだけだと、あまり頭を使わずに会話ができてしまいます。初対面の人やあまり話したことのない人など、小さな緊張感や気遣いが必要な相手との会話も楽しむようにしましょう。年のせいにしないで何でも挑戦する気持ちも忘れずに。

DATA

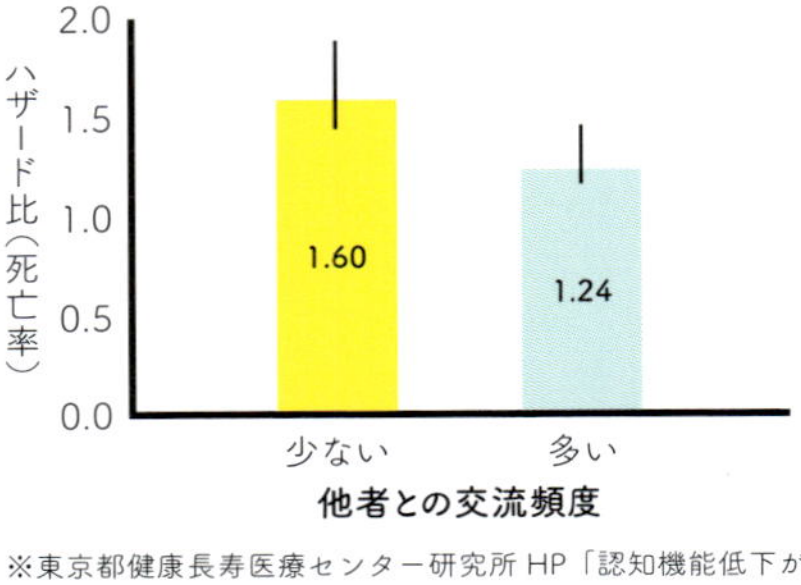

東京都内の65歳以上の高齢者、約13万人にアンケートを行い、回答者の５年後の死亡率を調査。社会的交流の少ない人は、多い人に比べて認知機能低下による死亡率が高かった。これは独居であることや家族と同居していることとは関係のないことが示唆された。

※東京都健康長寿医療センター研究所 HP「認知機能低下が死亡リスクをどう高めるかは孤立の種類次第：“独居”と“希薄なつながり”は正反対の作用を持つ」を参考に作成。

脳を刺激するコミュニケーションのコツ

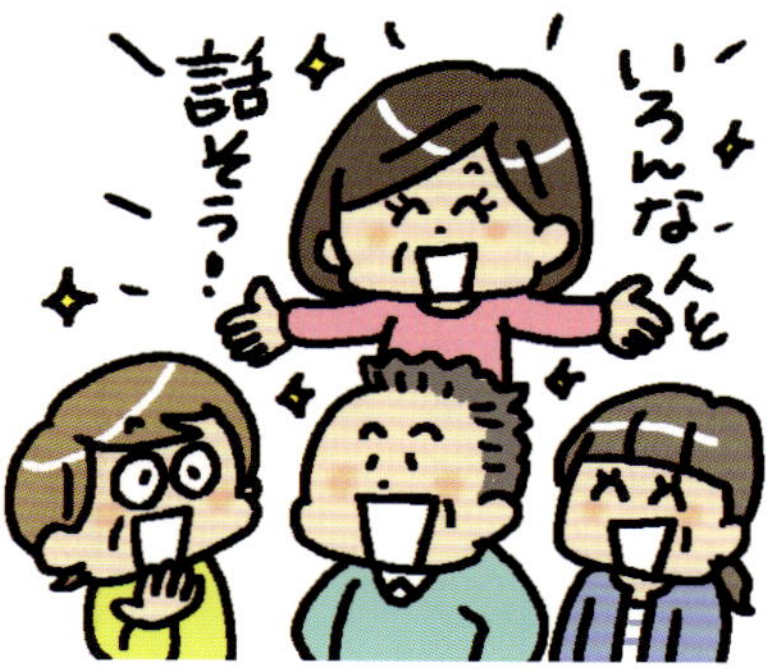

同じ相手とばかり話さない

家族や友人以外の人と話すことで小さな緊張感を得られ、相手の感情や言葉の意図を理解する作業が認知機能を刺激します。趣味のサークルやオンラインのビデオ通話など、表情を見ながらの交流がおすすめ。

好奇心を持って何でも挑戦

少しでも興味が湧いたことは、年齢を言い訳にしないで何でも挑戦してみる。続かなくても次を探せばいいと思って、自分の変化や成長を楽しむ。外国語の勉強は言語野（特に控えの脳細胞）を使うトレーニングになる。

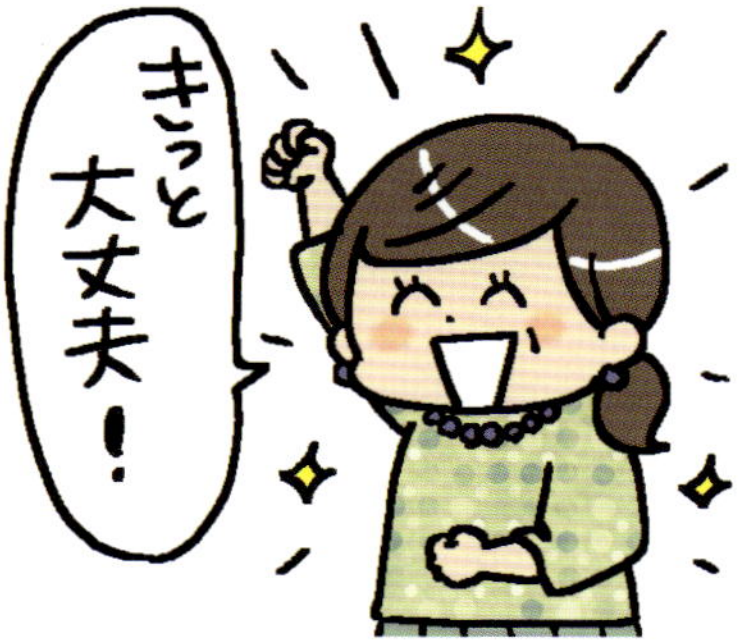

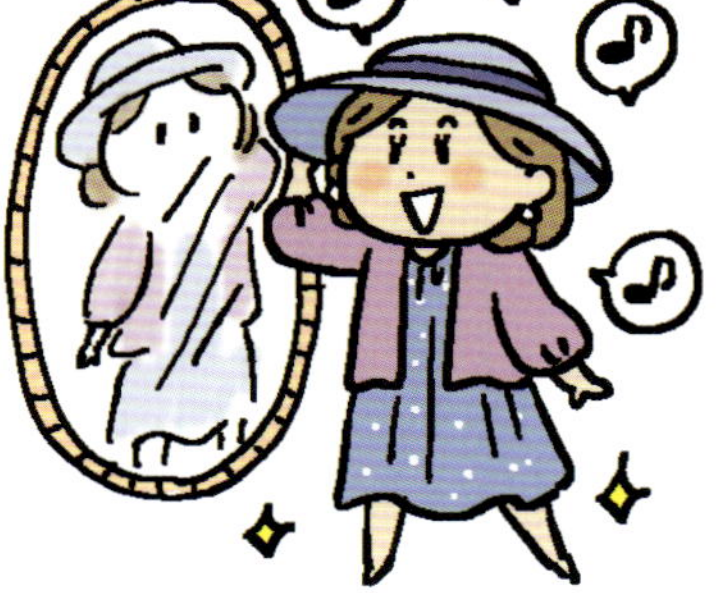

おしゃれに気を遣う

出かける用事がなくても着替えるようにしたり（1日中、パジャマのままで過ごさない）、シンプルで清潔感のある服装を心がけてみたりと、「見た目」に気を配る。他人や自分への心遣いを忘れないことが大切。

COLUMN

もっと知りたい！
脳と健康に良い習慣

Q 炒め物など油を使った料理をよく作ります。どんな油がいいですか？

A 抗酸化成分の入った食品は認知症や老化の予防に効果が見られます。**油では、不飽和脂肪酸のエゴマ油やアマニ油、オリーブオイル**など。ただし、エゴマ油とアマニ油は加熱料理には適さず、サラダにかけるなど生で利用しましょう。オリーブオイルには悪玉（LDL）コレステロールを減らす働きもあります。

Q コーヒーが好きで毎日飲んでいます。飲み続けてOKですか？

A コーヒーを飲む高齢者を8年間追跡調査したところ、**1日3杯以上飲む人たちの認知症の発症率が低下した**という研究があります。コーヒーの成分であるカフェイン、ポリフェノール、クロロゲン酸がいいのではと考えられています。ただ、カフェインの取り過ぎは胃腸障害など引き起こすので、自分に適した量を考えて飲みましょう。

Q パズルや塗り絵のほかに気軽にできる知的活動はありますか？

A 編み物や縫い物など、モノづくりがおすすめです。麻雀、囲碁、将棋も頭と指先を動かすので、認知症予防に適しています。ただ、勝負ごとなので、それがストレスになり、楽しめなくなる可能性もあります。**認知症予防の活動は、楽しくやることが大前提**です。パソコンなどのアプリで、自分のレベルにあったゲームをやってみるのもいいでしょう。

Q 認知症になりやすい遺伝子があるというのは本当ですか？

A アルツハイマー病発症に関わる**「ＡＰＯＥ遺伝子」**があります。遺伝子は主に3種類あり、その組み合わせによってアルツハイマー病発症のリスクが上がります。しかし必ずしも発症するわけではないため、**遺伝子の有無より環境的要因のほうが大きく影響します。**本書で説明してきた運動・知的活動プログラムやコミュニケーションなどを実行し、生活習慣病にならない生活を心がけることによってアルツハイマー型認知症になる可能性を減らすことができるのです。

Q すでに認知症を発症している人はどうすればいいですか？

A 現状では、どんなに予防を心がけても１００％防ぐことはできません。しかし早期発見、治療によって進行を遅らせ、なるべく長い期間自分らしい生活を送れるようにしていくことはできます。

実は認知症の予防は3段階あります。**1次予防：認知症を発症しないようにする。2次予防：認知症になっても早期に発見して治療・ケアを始める。3次予防：認知症の症状が進行（重症化）するのを遅くする。**

認知症を疑ったら、なるべく早く、病院の「もの忘れ外来」あるいは、認知症専門医のところに行き診断をしてもらいます。もの忘れ外来や認知症専門医がわからなかったら、まず「かかりつけ医」に行きましょう。その医師が診断、あるいは適切な病院や科を紹介してくれるはずです。そしてＭＣＩや認知症初期と判断されたら、２次予防をスタートします。１次予防と同じく、本書で解説している運動や知的プログラムなどを、慌てず自分のペースで行うようにします。また、２０２３年には、ＭＣＩや認知症初期の患者に投与して1～2年進行を遅らせることができる「レカネマブ」という薬も販売されるようになり（保険適用）、医師の判断で使用されています。

おわりに

私は認知症の専門医として、また認知症予防の研究者として、30年以上にわたり、13万人以上の患者さんを診てきました。

過去においては、認知症の発症は防げないとされていた時代があり、私はこれまでの経験と参加した疫学調査の結果から「認知症は予防できる」と考えて研究を続けていましたが、周りから受け入れられませんでした。

２００４年に鳥取県琴浦町《ことうらちょう》でＭＣＩの人に対して認知症予防の取り組みを行うことになり、以前から考えていた方法を実践したところ認知症になる人が減り、町の介護保険の費用負担額が劇的に削減されました。後にこの方法が、本書でも紹介している「とっとり方式認知症予防プログラム」の開発につながっていきました。

２０１７年、世界的に権威のある医学誌「ランセット」が、認知症の発症リスクのうち35%が修正可能で、そこに９つのリスク因子が存在することを明らかにしました。２０２０年には、このリスク因子が３つ追加されて12となり、発症リスクの40%が修正可能であると報告。そして２０２４年、さらに２つの因子が追加され、14のリスク因子に対応すれば発症リスクの45%が修正できることを示したのです。認知症予防学に関わってきた身として、これは本当に画期的で喜ばしいことです。

いまや認知症予防の研究は世界中で行われており、同時に複数の因子にも対処する「マルチドメイン介入」が効果的であることが明らかになってきています。本書で紹介している方法も科学的な根拠に基づいたものですから、運動も知的活動のパズルも生活習慣改善も、どれも積極的に取り組んでほしいと思います。最初からは大変だと思う方はまずは10分間の運動からスタートしてもいいでしょう。

科学的に正しい認知症予防に取り組むことは、認知症という病を正しく知ることにつながります。それは社会における認知症に対する偏見や誤解を解消するためにも欠かせないものだと信じています。一人でも、友人や家族と一緒でも、面白がって、楽しんで続けていきましょう。

日本認知症予防学会代表理事　浦上克哉

知的活動プログラムの解答

P79

文章迷路

問題の解答➡唱歌「花」の歌い出し

↓スタート

は	る	こ	う	の	は	な
な	の	う	ろ	ん	え	の
が	き	ら	ぼ	り	く	だ
さ	の	ら	の	く	り	り
い	す	ら	わ	だ	ふ	の
た	み	だ	が	り	な	り
ら	だ	の	わ	の	び	と

ゴール↓

P81

点つなぎ

問題の解答➡ショベルカー

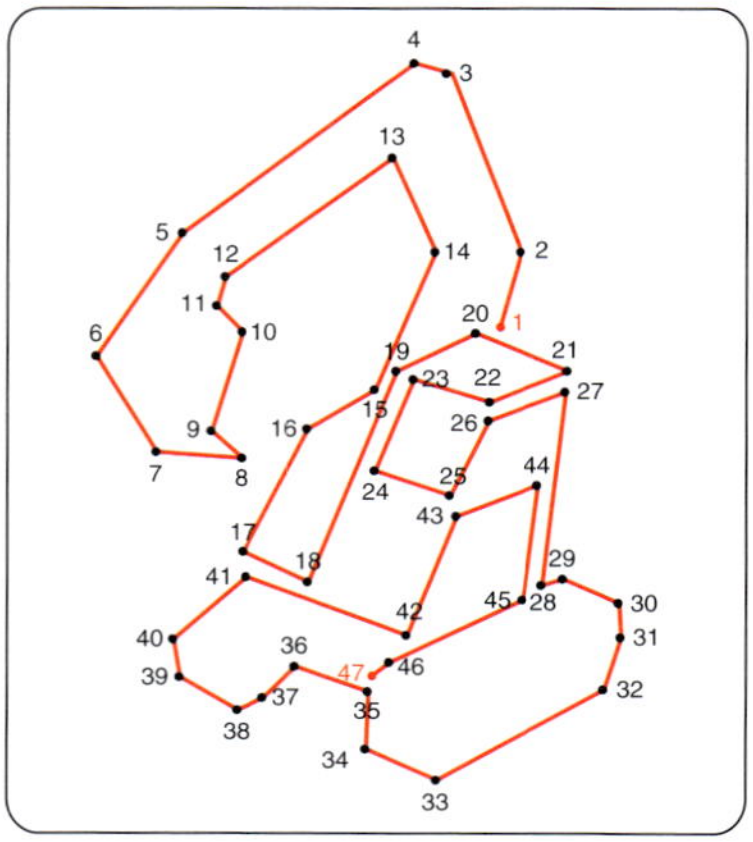

P72

メモライズ問題１の解答

答➡6 ＋ 5 ＝11

➡7 ＋ 9 ＝16

➡7 ＋ 8 ＝15

➡5 ＋ 7 ＝12

➡8 ＋ 6 ＝14

➡9 ＋ 6 ＝15

P75－76

タイル重ね

問題（初級）の解答➡ ABD

問題（上級）の解答➡ BCD

P77

アルファベットコネクション

問題の解答

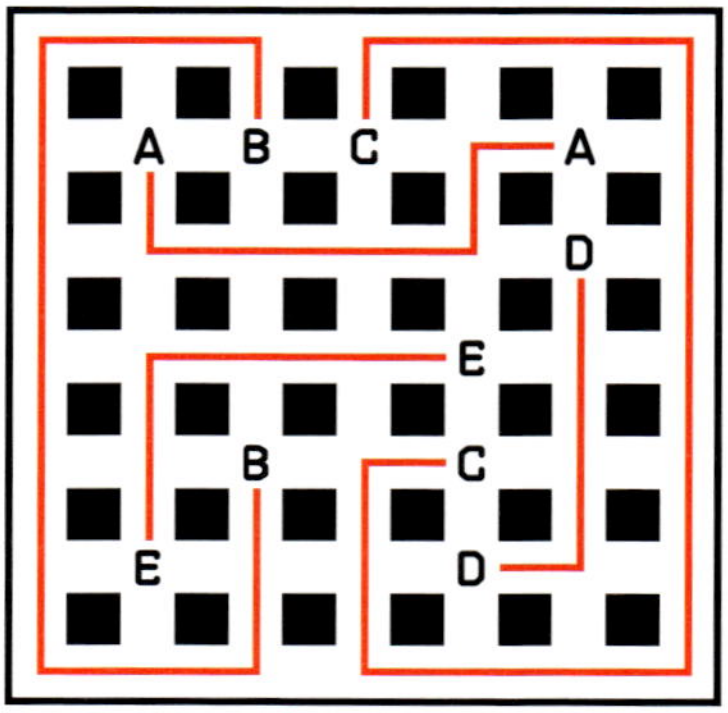

P87

文章訂正

問題１の解答

にんちしょうのよぼうにはてきどなうんどうやひととのコミュニケーションがかかせません。
（認知症の予防には適度な運動や人とのコミュニケーションが欠かせません。）

問題２の解答

ちきゅうおんだんかのえいきょうで、みなみのさかなやこんちゅうがほくじょうしているらしい。
（地球温暖化の影響で、南の魚や昆虫が北上しているらしい。）

P89

穴埋め言葉づくり

★問題１の解答

シマイトシ（姉妹都市）

★問題２の解答

タガイチガイ（互い違い）

★問題３の解答

ヨリドリミドリ（よりどりみどり）

★問題４の解答

テイレイカイギ（定例会議）

★問題５の解答

クニクノサク（苦肉の策）

★問題６の解答

カカアデンカ（かかあ天下）

★問題７の解答

ココロノコリ（心残り）

P83

ピース塗り絵

問題の解答

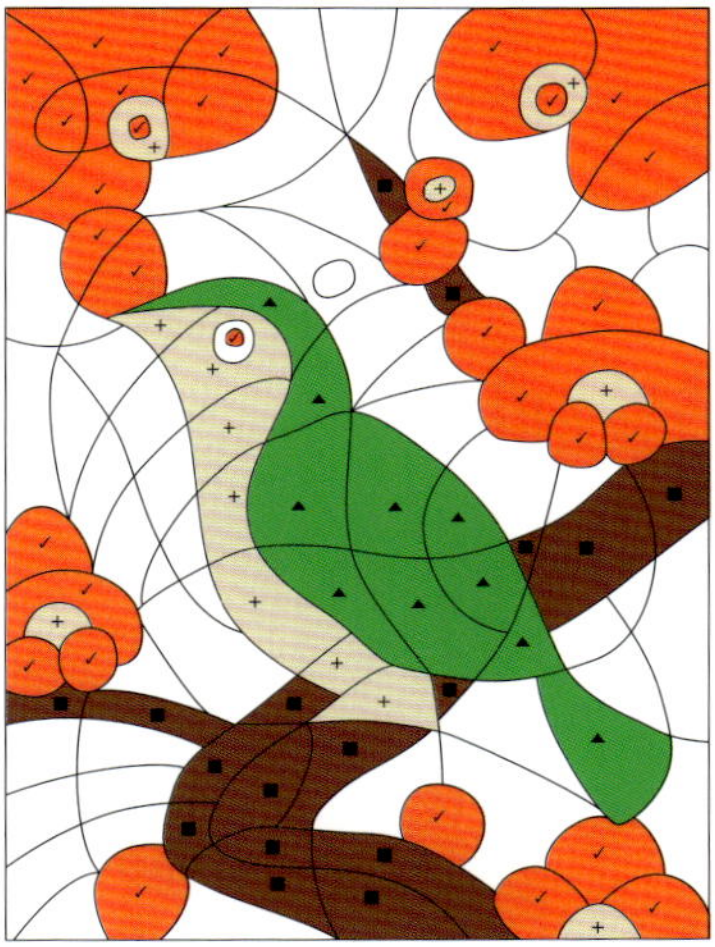

P86

シークワード

問題の解答

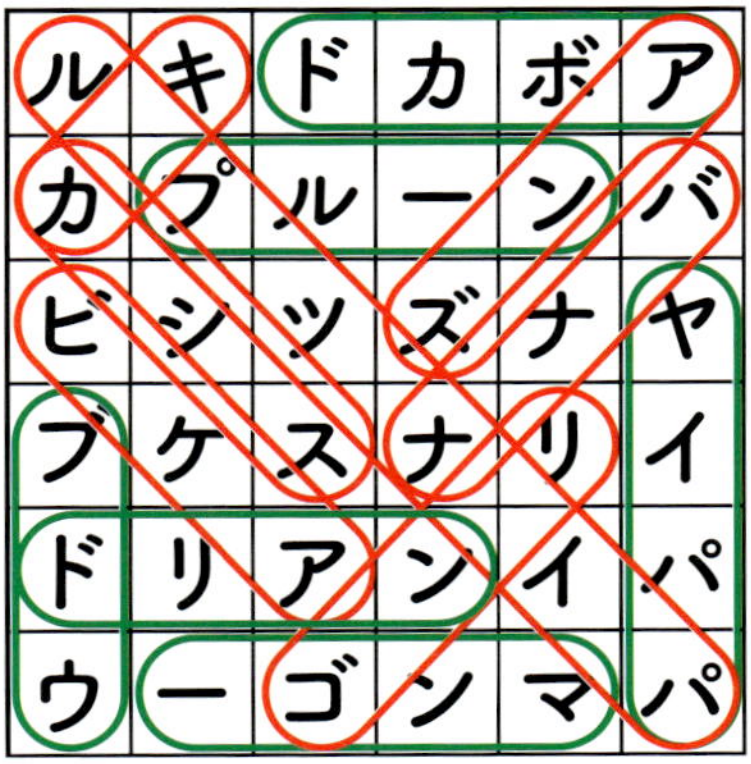

P94－95

ナンバープレイス

問題（初級）の解答

2	6	4	1	3	5
5	1	3	6	4	2
6	4	5	2	1	3
1	3	2	4	5	6
3	2	1	5	6	4
4	5	6	3	2	1

問題（上級）の解答

1	5	4	2	3
4	3	2	5	1
2	1	3	4	5
3	2	5	1	4
5	4	1	3	2

P96

クロスワード

問題の解答

1 ウ	エ	2 ス	3 ト	■	4 サ	5 ミ	6 ツ	7 ト
ン	■	8 イ	ロ	9 リ	■	10 セ	ノ	ビ
11 ド	12 レ C	ス	■	13 レ	14 タ	ス	■	ウ
15 ウ	ン	■	16 ス	ー	ツ D	■	17 シ	オ
■	18 コ	タ	イ	■	19 ジ	シ	ヨ	■
20 フ B	ン	■	21 ミ	22 シ E	ン	■	23 ク	24 シ
ル	■	25 リ	ン	ゴ	■	26 キ	ジ	ユ F
27 サ	28 ソ	リ A	■	29 ト	30 カ	ゲ	■	ジ
31 ト	リ	ク	ミ	■	32 イ	キ	ガ	イ

A	B	C	D	E	F
リ	フ	レ	ツ	シ	ユ

（リフレッシュ）

P90

約束の時刻は？

問題１の解答➡午後１時35分

問題２の解答➡午前５時30分

問題３の解答➡午後11時20分

問題４の解答➡午前７時45分

P91

今日、必要な持ち物は？

問題の解答➡６月30日（D）（E）

➡８月５日（A）（B）

➡12月15日（C）（F）

補足：風の強い日は、傘よりもレインコートの方が便利です。

P93

ナンバークロスワード

問題の解答

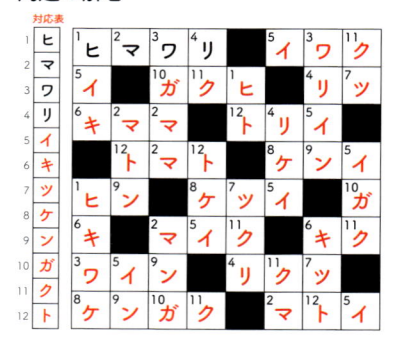

対応表

1	ヒ
2	マ
3	ワ
4	リ
5	イ
6	キ
7	ツ
8	ケ
9	ン
10	ガ
11	ク
12	ト

1 ヒ	2 マ	3 ワ	4 リ	■	5 イ	3 ワ	11 ク
5 イ	■	10 ガ	11 ク	1 ヒ	■	4 リ	7 ツ
6 キ	2 マ	2 マ	■	12 ト	4 リ	5 イ	■
■	12 ト	2 マ	12 ト	■	8 ケ	9 ン	5 イ
1 ヒ	9 ン	■	8 ケ	7 ツ	5 イ	■	10 ガ
6 キ	■	2 マ	5 イ	11 ク	■	6 キ	11 ク
3 ワ	5 イ	9 ン	■	4 リ	11 ク	7 ツ	■
8 ケ	9 ン	10 ガ	11 ク	■	2 マ	12 ト	5 イ

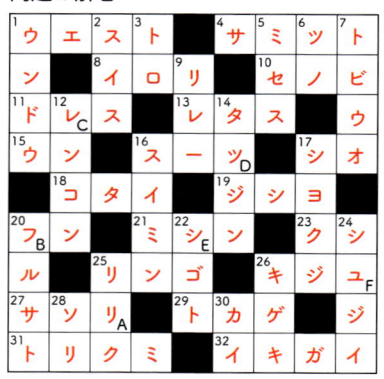

P103
ぴったり買うには？
問題の解答➡ＡとＤとＥを買う

P104
数式づくり
問題１の解答➡３×１＋４＝７

問題２の解答➡９÷３＋１＝４

問題３の解答➡４÷８×６＝３

問題４の解答➡１＋２＝６÷２

P105
９マス計算
問題１の解答

17	18	10	
5	6	1	12
4	3	2	9
8	9	7	24

問題２の解答

9	20	16	
6	8	9	23
1	5	3	9
2	7	4	13

P99
合成四文字熟語
問題１の解答➡一石二鳥

問題２の解答➡山紫水明

問題３の解答➡快刀乱麻

P100
２文字合成
問題の解答

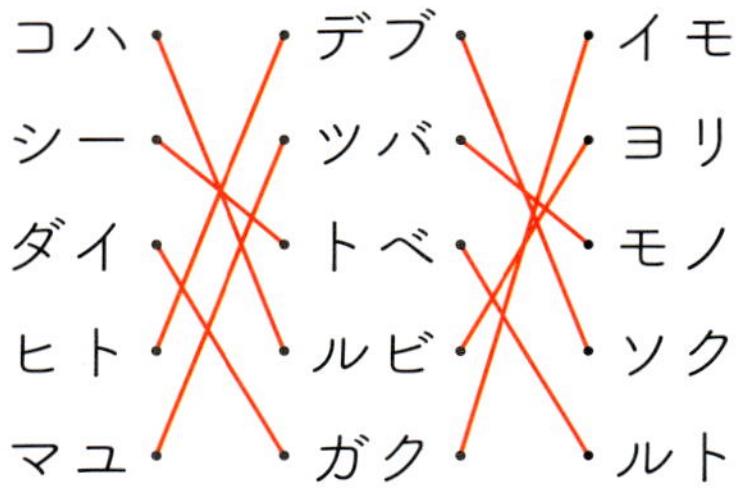

P101
熟語アナグラム
問題１の解答➡ふくろこうじ（袋小路）

問題２の解答➡あたいせんきん（値千金）

問題３の解答➡やくびょうがみ（疫病神）

問題４の解答➡ようとうくにく（羊頭狗肉）

問題５の解答➡せいこううどく（晴耕雨読）

問題６の解答➡かんこんそうさい（冠婚葬祭）

【参考文献・資料】

日本認知症予防学会監修, 池田佳生, 浦上克哉編著. 日本認知症予防学会監修　軽度認知障害（MCI）診療マニュアル. 中外医学社. 2023

日本認知症予防学会監修, 浦上克哉, 児玉直樹編. 認知症予防専門テキスト 上巻. メディア・ケアプラス. 2024

日本認知症予防学会監修, 浦上克哉, 児玉直樹編. 認知症予防専門テキスト 下巻. メディア・ケアプラス. 2024

浦上克哉. これでわかる認知症診療 改訂第3版. 南江堂. 2022

浦上克哉. もしかして認知症？ 軽度認知障害ならまだ引き返せる. PHP. 2023

浦上克哉. 科学的に正しい認知症予防講義. 翔泳社. 2021

Livingston G et al. Dementia prevention, intervention, and care: 2024 report of the Lancet standing Commission. Lancet. ;404（10452）: 572-628, 2024

Mitchell AJ et al. Rate of progression of mild cognitive impairment to dementia--meta-analysis of 41 robust inception cohort studies. Acta Psychiatr Scand. ;119（4）: 252-65, 2009

Roberts R et al. Classification and epidemiology of MCI. Clin Geriatr Med. ;29（4）:753-72, 2013

Kouzuki M et al. A program of exercise, brain training, and lecture to prevent cognitive decline. Ann Clin Transl Neurol. ;7（3）: 318-328, 2020

二宮利治ほか. 令和5年度老人保健事業推進費等補助金（老人保健健康増進等事業分）認知症及び軽度認知障害の有病率調査並びに将来推計に関する研究 報告書. 国立大学法人 九州大学. 2024

Sengupta U et al. The Role of Amyloid-β Oligomers in Toxicity, Propagation, and Immunotherapy. EBioMedicine. ;6:42-49, 2016

Petersen RC. Mild cognitive impairment. Continuum. ;10: 9-28, 2004

Nedergaard M. Garbage truck of the brain. Science. ;340（6140）: 1529-1530, 2013

Kamagata K et al. Association of MRI Indices of Glymphatic System With Amyloid Deposition and Cognition in Mild Cognitive Impairment and Alzheimer Disease. Neurology. ;99（24）: e2648-e2660, 2022

Ngandu T et al. A 2 year multidomain intervention of diet, exercise, cognitive training, and vascular risk monitoring versus control to prevent cognitive decline in at-risk elderly people（FINGER）: a randomised controlled trial. Lancet. ;385（9984）: 2255-63, 2015

Moll van Charante EP et al. Effectiveness of a 6-year multidomain vascular care intervention to prevent dementia（preDIVA）: a cluster-randomised controlled trial. Lancet. ;388（10046）:797-805.

Sakurai T et al. Japan-Multimodal Intervention Trial for the Prevention of Dementia: A randomized controlled trial. Alzheimers Dement. ;20（6）: 3918-3930, 2024

Ito Y, Urakami K. Evaluation of dementia-prevention classes for community-dwelling older adults with mild cognitive impairment. Psychogeriatrics. ;12（1）: 3-10, 2012

Kouzuki M et al. A program of exercise, brain training, and lecture to prevent cognitive decline. Ann Clin Transl Neurol. ;7（3）:318-328, 2020

Kishimoto H et al. The long-term association between physical activity and risk of dementia in the community: the Hisayama Study. Eur J Epidemiol. ;31（3）:267-74, 2016

Otsuka R et al. Dietary diversity decreases the risk of cognitive decline among Japanese older adults. Geriatr Gerontol Int. ;17（6）:937-944, 2016（in press）

Otsuka R et al. Dietary diversity is associated with longitudinal changes in hippocampal volume among Japanese community dwellers. Eur J Clin Nutr. ;75（6）:946-953, 2021

Saji N et al. Relationship between the Japanese-style diet, gut microbiota, and dementia: A cross-sectional study. Nutrition. ;94:111524, 2022

Petersson SD et al. Mediterranean Diet, Cognitive Function, and Dementia: A Systematic Review of the Evidence. Adv Nutr. ;7（5）:889-904, 2016

EurekAlert!（AAAS）. Opting for olive oil could boost brain health. ; https://www.eurekalert.org/news-releases/995547（2024/12/10参照）

環境省. 熱中症環境保健マニュアル2022. 2022

Ohara T et al. Association between daily sleep duration and risk of dementia and mortality in a Japanese community. J Am Geriatr Soc. ;66（10）:1911-1918, 2018

小原 知之, 二宮 利治. 1）認知症コホート研究から（1）：久山町研究. 日本内科学会雑誌. ; 108（9）: 1737-1742, 2019

厚生労働省e-ヘルスネット, 三島和夫. 眠りのメカニズム. 2023-1-23. ;https://www.e-healthnet.mhlw.go.jp/information/heart/k-01-002.html（2024/12/10閲覧）

Sugiura S et al. Longitudinal associations between hearing aid usage and cognition in community-dwelling Japanese older adults with moderate hearing loss. PLoS One. ;16（10）:e0258520, 2021

Genco RJ et al. Clinical and public health implications of periodontal and systemic diseases: An overview. Periodontol 2000. ;83（1）:7-13, 2020

Saji N et al. Cross-Sectional Analysis of Periodontal Disease and Cognitive Impairment Conducted in a Memory Clinic: The Pearl Study. J Alzheimers Dis. ;96（1）:369-380, 2023

Chen CK et al. Association between chronic periodontitis and the risk of Alzheimer's disease: a retrospective, population-based, matched-cohort study. Alzheimers Res Ther. ; 9（1）:56, 2017

Poole S et al. Determining the presence of periodontopathic virulence factors in short-term postmortem Alzheimer's disease brain tissue. J Alzheimers Dis. ;36（4）:665-77, 2013

Ishida N et al. Periodontitis induced by bacterial infection exacerbates features of Alzheimer's disease in transgenic mice. NPJ Aging Mech Dis. ;6:3:15, 2017

Kumar DKV et al. Amyloid-β peptide protects against microbial infection in mouse and worm models of Alzheimer's disease. Sci Transl Med. ;25;8（340）:340ra72, 2016

14th Clinical Trials on Alzheimer's Disease（CTAD）. Conference（CTAD2021）

厚生労働省. 健康日本21（アルコール）. ;https://www.mhlw.go.jp/www1/topics/kenko21_11/b5f.html（参照2024/12/10）

厚生労働省. 健康に配慮した飲酒のガイドライン. ; https://www.mhlw.go.jp/stf/newpage_38541.html（参照2024/12/10）

Jimbo D et al. Effect of aromatherapy on patients with Alzheimer's disease. Psychogeriatrics. ;9（4）:173-9, 2009

木村有希ほか. アルツハイマー病患者に対するアロマセラピーの有用性. Dementia Japan. ;19:77-85, 2005

Ohara T et al. Midlife and late-life smoking and risk of dementia in the community : the Hisayama Study. J Am Geriatr Soc. ;63（11）:2332-9, 2015

環境省. 微小粒子状物質（PM2.5）に関する情報. ;https://www.env.go.jp/air/osen/pm/info.html（参照2024/12/10）

吉川匡宣. 白内障が健康へ及ぼす影響：生体リズムに着目した疫学研究. 日本白内障学会誌. ;33（1）:7-11, 2021

小原喜隆ほか, 厚生労働省. 科学的根拠に基づく白内障ガイドライン策定に関する研究. 厚生労働省科学研究成果データベース. ;200100505A, 2000

Murayama H et al. The relationship between cognitive decline and all-cause mortality is modified by living alone and a small social network: A paradox of isolation. J Gerontol B Psychol Sci Soc Sci. ;78（11）:1927-1934, 2023

Matsushita N et al. Association of coffee, green tea, and caffeine with the risk of dementia in older Japanese people. J Am Geriatr Soc. ;69（12）:3529-3544, 2021

1日《にち》10分《ぷん》から始《はじ》めよう！
認《にん》知《ち》症《しょう》予《よ》防《ぼう》学《がく》の第《だい》一《いち》人《にん》者《しゃ》が教《おし》える
脳《のう》のおそうじ体操《たいそう》

2025年1月25日　初版発行

監　修　浦《うら》上《かみ》 克《かつ》哉《や》

発行者　安部 順一

発行所　中央公論新社

〒100-8152　東京都千代田区大手町1-7-1
電話　販売 03-5299-1730　編集 03-5299-1740
URL https://www.chuko.co.jp/

印　刷　ＴＯＰＰＡＮクロレ
製　本　大口製本印刷

Published by CHUOKORON-SHINSHA, INC.
Printed in Japan　ISBN978-4-12-005882-0 C0047